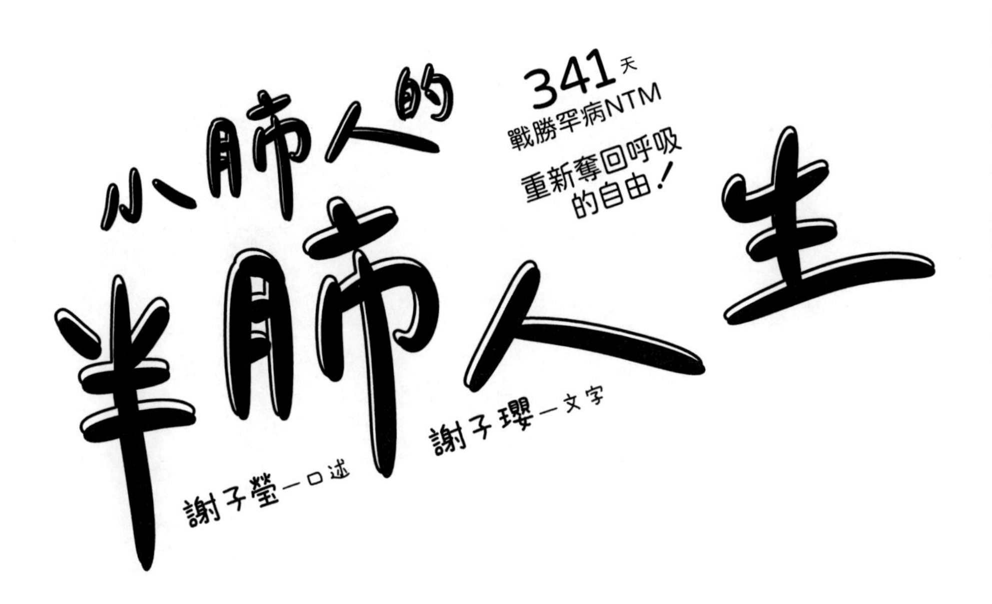

小肺人的
半肺人生
341天
戰勝罕病NTM
重新奪回呼吸
的自由！
謝子瑩—口述
謝子瓔—文字

推薦序　樂觀、永不放棄的心

王振源

國立台灣大學
醫學院附設醫院
胸腔內科主治醫師

我研究肺部相關疾病已超過二十年的時間，坦白說ＮＴＭ還真是一個不好處理的疾病。除了細菌種類多、不易用藥之外，也因為病人的免疫系統不好，使得復原狀況常常不盡理想。

這讓我想到近期的一位病人，他是一位老先生，也是罹患ＮＴＭ肺病，發現時狀況已沒有很好，在背水一戰的心情下，勉強投藥的過程中雖然曾經一度好轉，以為他可以這樣逐漸恢復起來，但卻隨即惡化，連開刀治療的機會都沒有。最後老先生決定珍惜剩下的日子，放棄治療，回到熟悉的家裡和家人共同享受最後團聚的時間。

在子瑩反覆開刀時，我也有好長一段時間在想，「她有辦法熬過嗎？」我和外科黃醫生當時真的是傷透腦筋，常常在討論還可以怎麼辦？還有什麼藥？想不到她還真的撐下來了，雖然現在她的肺功能不是那麼理想，我也還在煩惱要怎麼改善她的肺活量。但每次看到她氣色越來越紅潤，來診間都能夠有說有笑，生活也沒受到太大影響，真的覺得很安慰。從她身上實在可以看見很堅強的意志力，以及很樂觀的態度！我常常都跟她說：「性格決定命運，是妳的樂觀救了妳」。

那天她和妹妹一起來回診，她說她們把生病歷程整理下來，準備要出書，請我幫忙寫推薦序。想不到她們還真是用心，除了把過程很詳細的紀錄下來外，甚至還附上了照片。我當下開玩笑的問：「有把我隨便亂教、亂說的話寫進去嗎？」大家都笑成一團。

這是一本很詳細記載ＮＴＭ病人心路歷程的書，內容細緻描述病人的煎熬、照顧者的辛勞，也可以看見面對這些難關，她們是用什麼心態來幫助自己渡過！讀完了這本書，有種陪她們又再走了一次的感受。

我從醫這麼多年，發現病人的痊癒不完全來自於醫生的醫術，病人本身的「配合、樂觀、永不放棄」非常重要，唯有如此，才有可能給自己的康復一個機會。這一點，真的從子瑩的身上能清楚看見。

但願這本書能鼓勵更多正受疾病折磨的病友，勇敢的面對。堅持下去！加油！

推薦序 感謝今日的堅持

鄭玉英

懷仁全人發展中心
資深心理師

有一天，未來的你會感謝今天的堅持。

這絕非一本賞心悅目的書，事實上有些篇章讓人心疼得不忍卒讀、無法細看。實在太痛了！

我不禁吶喊這毫無人道的痛苦有必要嗎？這些措施都是必須嗎？這裡面有無醫療疏失？有無不必要手術？是否有護理人員的欠缺？唯一明確看到的是病人無邊的體諒和忍耐。

我直接寫信詢問作者何以寫這文章？本書目的為何，訴求是啥？當天喚出作者的自序！答案是明白的，原因是簡單的。只因當事人真的「很想活」。更重要的是痛苦換來的結果：現今的她過得很好！再度享受青春，更加珍惜生活。一切都值得。

子瑩用最大的真誠和勇氣面對疾病的挑戰，實踐了為生命存活的奮鬥。過程中，積極治療和保守維持之間並不容易拿捏分辨。是醫生專業和病人信任的通力合作，抱持的是對生命的熱愛。

我發現自己仍然憤怒，為她的需要如此受苦。顯然，意義的尋求變得尖銳般重要，姐妹間的愛成為金石般堅忍；禱告大軍的信德伴隨眼淚，醫療團隊的汗水與壓力共同形成一幅美不勝收的畫面。我安靜下來了。

作者是優秀的社工，是我尊敬的專業夥伴。前兩年聽說她常在照顧家中姐妹，見本文記載才知道是如此艱鉅的任務！她們姐妹紀錄下來醫療診治的細節過程，為日後若有類似病友可以分享；作者還以社工的人際敏度寫了一些臨床人性反應：舉如病人對請看護的反應和探病問候的百態，最後一章還補上瞥見其他病友的相貌。

是的，有一天，未來的你會感謝你今天的堅持。無論是生病，或是任何在奮鬥過程中受苦的人，都能從小肺人的故事裡得到啟示。

推薦序 最美好的人生見證

蠟筆哥哥
好享聽故事創辦人

每次要找人聊天，聊人生，或聊夢想，我都去聯絡人列表裡中搜尋「O」，接著直接會跳出Olga，就是本書的主角子瑩。

我一直很慶幸在人生中有這位好友，在悲傷時，你找子瑩，她會鼓勵我；在快樂時，你找子瑩，她會替我慶賀；在無助時，你找子瑩，她會支持我，並且給我幫助；在無聊時，她會講有趣的事，設法讓彼此心情保持愉悅。

如同書中寫到，她是個熱愛工作和生活，並且不喜歡讓生活被限制住的女孩，所以當我和她說話，她會幫助我更熱愛人生，並且幫助我突破我人生中的限制，無論是職場衝突、人際關係、情感問題等等。

這樣一位職場上的女強人、女超人，實在很難想像有什麼事情能擊敗她，當有次在高鐵上，她告訴我她身上有一個連醫生也找不到藥醫的疾病——非結核分枝桿菌，我一聽實在替她擔憂，更為她打抱不平，為什麼上天要讓這樣充滿能力和充滿愛的女孩生這樣的病呢？

今天，我在這本書中找到了答案，因為她要用她的人生做最美好的見證。常有人說，要看一個人有沒有信心，要在她最軟弱的時候。在這三年抗戰的過程，在一年期間開了六場刀的她，除了必須面對身體疼痛的折磨，遙遙無期不知道如何才能出院，就算出院了還不算痊癒，這樣無止盡的痛苦循環，豈是一般人能受的呢？然而子瑩都很辛苦的熬了過來，如今，才會成就出這本書，這書中的每一頁，都是淚水化成的，都是絕望者的真情告白，實在適合覺得生命很痛苦的人看看。因為每看一頁，你就會覺得能健康活著真好，你學會了感恩和知足；每看一頁，你就會與子瑩同哀哭，學會憐憫和同理正在受傷的人；而當你翻到最後一頁（直接翻到最後一頁不算），你就會子瑩同歡笑，你已經學會如何在低谷中仍然保持歡笑。最美的見證，不是一個人多輝煌又多成功，而是在痛苦時如何不輕易放棄，並勇敢面對！

好了，Olga離開了醫院！當我想找人聊天、聊人生或聊夢想時，我可以直接去找她，不過，我也可以直接拿起這本書，重新看看Olga美好的見證，讓我重新又得力。朋友們，你人生感到痛苦絕望或找不到方向嗎，願這本書成為你全新的力量。

推薦語（依姓氏筆畫排列）

若要說到生而為人最為公平的事情，就是每個人必定經歷生、老、病、死。然而華人世界對於死亡充滿恐懼與禁忌，對於生病要不埋怨，要不逃避面對，再不然就是歸咎於靈異。近三十年來，鼓勵人用轉念、正向思考來面對人生的困境越發猖獗，然而真正的正向思考必須能解決問題，否則只會讓事情每況愈下。

認識這對姐妹二十年，在她們的身上我看見，即使面對極大的困難與挑戰，她們總是用盡全力與之搏鬥。在這本書的字裡行間，她們分享的不只是形式過程，更多的是內在的心境與掙扎。對不善於察覺自身情緒者，這本書會是很好的學習教材；對善於察覺自身情緒者，則能感受到許多共鳴與被同理。

無論您過去、現在或未來，在面對家裡有病人需要照顧，這本書都會是一個極大的幫助。祈願此書能以平安、安慰、照顧，溫暖每個受傷的心靈，無論是病患或是照顧者。

台灣基督長老教會新竹中會大專學生中心 牧師　李志晟

人生總是會充滿許多意想不到的插曲，有些令人欣喜，有些讓人沮喪，有些更讓你覺得人生從此發生天翻地覆的改變。身為一名物理治療師，在許多臨床工作中，我陪伴及幫助過許多不一樣患者，許多人在面臨病痛時難免會有負面的想法，但不乏有非常積極樂觀去面對自己病痛的患者，Olga就是其中之一，曾經我也經歷過一場大傷，需要他人照顧和協助長達半年之久，因此在這部作品中有許多共鳴。文中不僅描述了許多小肺人在「抗戰」的故事與心境，更多描寫了一位照顧者在陪伴與照顧時會面臨的各種酸甜苦辣，讀完這部作品後真的會讓人重拾面對人生中那些種種挑戰時的勇氣！雖然不是每次都盡如人意，但就因為那些一次次的堅持，才能讓我們有機會看到柳暗花明的曙光。

動晰物理治療所 物理治療師　李尚澤

子瑩是個富有衝勁且堅毅的人。她帶給人的感覺樂觀豪邁，不輕易露出脆弱的一面，儘管她的情感豐沛、思慮綿長涓細。

身為曾經工作上的戰友與朋友，常常看著她臉書所分享的動態，時而為她所發布的圖文感到擔心與不捨，但總有信心只要再沉潛幾日，就能夠一起感受重獲自由的豁然喜悅，閱讀的當下與字裡行間的情緒緊密地攏盪，彷彿也身歷其境地與病魔鏖戰，面對著與病魔酣戰之際，子瑩堅毅的自我對話，也像是心靈雞湯般地柔順溫補，一點一滴地滋養著讀者奮起的能量。

台灣家樂福　道德暨法令遵循長　徐偉育

回想起子瑩那一年的開刀過程，如今還是記憶猶新。在子瑩身上，看見她很堅強；在子瓔身上，看見她很勇敢。這兩姐妹真的不容易，好幾次的開刀，我有在旁陪伴，過程真的讓人提心吊膽，但我始終相信這一切會熬過來的。這本書把生病的歷程描述的很詳細，看見兩姐妹過程中常常得面對抉擇，也看見她們所信的上帝對她們的眷顧，雖然不容易，但若沒有抉擇永遠都只能停留在原地，就體會不到人生的不同可能。

阿瘦股份有限公司　總經理　郭欣怡

自序　子瑩的話

謝子瑩

我，期待我的人生精彩，但沒想過會如此精彩！

想起那一年的日子，每天病情都在更新，有時很心煩，有時很無奈，有時又很感謝，心情始終交雜著。第三次手術結束後，看著那兩根沒有減少的胸管；我的肺仍然修補的不如預期，胸瓶一直冒泡泡，我不敢哭，不敢笑，不敢用力講話，不敢咳嗽；胸管在我體內真的太久，肋膜的神經一直被磨擦著，沒有打止痛針我就無法入睡。我一度以為人生到了盡頭，覺得我好慘！人生都變了！都變了！

我每天早上都望著窗外，不敢哭出聲只能默默流淚，很羨慕那些只是過馬路的人們，我的手甚至還會隔著玻璃跟著路上的人行走滑動，就這麼簡單的過馬路，我怎麼都不行？我是不是不能去上班了？我是不是不能去旅行了？我該不會一直要插著胸管過生活？我的肺到底怎麼了？我還這麼年輕還有很多事要做！沒有辦法計畫明天的事，沒有辦法想像兩年後的現在，這些問題在某個時間一直反覆的想尋找答案！上帝給的題目是不是有點難？

無論如何，我一定要好好活著！只有相信，才有希望！我不斷的為自己打氣，要自己堅持不要放棄，就這樣每天不停的對自己信心喊話。第六次手術後的兩個月，我回到職場了。

現在雖然我的肺不完整，功能也不健全，走路太快或負重太重都難以承受，常常喘到不行；我的腿少了一條股外側肌，不能跑、不能跳，上下樓梯和蹲下都有點吃力，我的身體像是一個全新重組後的結構，得自己來適應它。但是，我活著，還是在大口大口的呼吸！甚至我練習到走路和一般正常人沒什麼兩樣！

也許身體有些缺陷，會帶來一點不方便，有時候難免也會被投以同情的眼神，但我很接受也很喜歡這樣下半場的自己。這些疤痕是這場戰役的戰利品，是陪我一起努力的記號！

出院以後，我心裡一直有一個感動，希望能分享自己的故事鼓勵可能正面臨人生低潮的人，因此這本書誕生了。人生真的很難也很煩，但，幸運的是，只要活著，你就是在為自己寫下那屬於自己，獨一無二的精彩故事。

自序　子瓔的話

謝子瓔

去年，一個偶然的機會，秀威出版社的編輯問姐姐是否願意出一本自己生病歷程的書。姐姐對於寫書沒太大興趣，但想到我有興趣，就介紹我這個大好機會，讓我著筆為我們姐妹倆寫下這本書。

重新面對姐姐生病的那一段歷程，確實需要勇氣。殊不知書寫反而讓我有機會慢慢的再走一次，原以為會痛到寫不下去，但沒想到竟是趟療癒的歷程。就這樣，我一頭熱的栽入寫作，日復一日的寫，就在完成之後，我卻開始有些迷惘。我問自己：「我為何而寫？既然在過程我已經得到療癒，那為何要出版？」自序就這樣一直被我擱置著。

直到某天晚上，我很敬重的鄭玉英心理師，表達她想知道我寫這本書的目的和心情時，我才再一次面對「我為何而寫」的這個疑惑。那天晚上，讓我想起沒有在書中提到的一個插曲。

在姐姐狀況反覆不斷的時候，我看見她很痛苦，而我也承擔得好累。當時，我就向上帝禱告：「如果這時候祢接她離開，她是不是會舒服一點？而我也不用這麼累，我真心覺得死了比苦撐著還輕鬆。」某天，在和姐姐閒聊時，我有意無意提到了自己的禱告。姐姐告訴我：「但我很想活著耶！」我大吃一驚。一方面看見自己太自私，有點羞愧；另一方面也很驚訝，怎麼會有人這麼想「活著」。於是，我調整我的禱告，我下定決心要陪姐姐一起撐下去。

你使人坐車軋我們的頭；我們經過水火，你卻使我們到豐富之地。（詩篇66:12）

這段聖經經文真的描述了我們這一路走來內心的處境。這段歷程我體會到，如果困難很快的消失了，雖然日子會好過，但能力無法提升，生命也無法成長。因為「能力」往往是在克服困難的過程中慢慢磨出來的。

我就在想，如果上帝當時答應了我的請求，那結果會如何？或許會是一條最輕鬆的路徑。但姐姐的生命就停留在步調快、一直工作、在團體中一直是個強者的角色；她沒辦法體會慢下來的美好，無法感受到生命中那一點點的小確幸。而我，也將停留在遇到問題就要快點解決的思維裡；我沒辦法與問題同步走，沒辦法在面對困難時，還能充滿活力的找其他樂子讓自己開心，更沒辦法經歷和姐姐關係修復後的美好。

最後，要感謝這段日子陪伴、鼓勵、為我們禱告的你們（族繁不及備載，認識我們的親友們一定要自己對號入座）。若沒有你們在旁、在線上的支持、陪伴、禱告，這日子一定走得更加艱辛，就讓這本書，成為與你們一起的共同紀念。

目次
Contents

開場白

如果你是不小心巧遇了這本書，
歡迎你進來看一看，或許能找到一些共鳴；
如果你正處在很絕望、失落的時刻，
鼓勵你進來看看小肺人的故事，或許能找到一點力量；
如果你覺得人生好像也只能這樣了，
邀請你進來翻一翻，或許能在當中找到屬於你的鬥志。

小肺人的自我介紹

小肺人（本名謝子瑩，西文名Olga，同事朋友稱她「嘎姐」）原本和一般人沒什麼兩樣，她是個熱愛工作、享受生活的女生，唯一不喜歡的就是「自己的人生受到限制」。對她來說，只要有心一定能辦到，沒有什麼不可能的事。

因此，她可以一個人自己出國自助旅行，即使根本不會當地的語言；她可以高職讀觀光科、大學讀西班牙文系，但出社會卻在做行銷企劃的工作；她可以為了讓她的鞋子有個舒適的家，上網買一個一百八十公分高的ＤＩＹ鞋櫃，自己在小套房組裝完成；她可以自己找插畫家、拜訪客戶，從無到有的成立一個文創品牌。

在她的生命當中，似乎沒有所謂的「牌理」，只要她當下看這張牌順眼就可以出。「摸著石頭過河」是她的人生哲學，她相信只要願意摸石頭往前走，一定會到彼岸，只是有時候路繞了一下，時間花得久了一些而已。

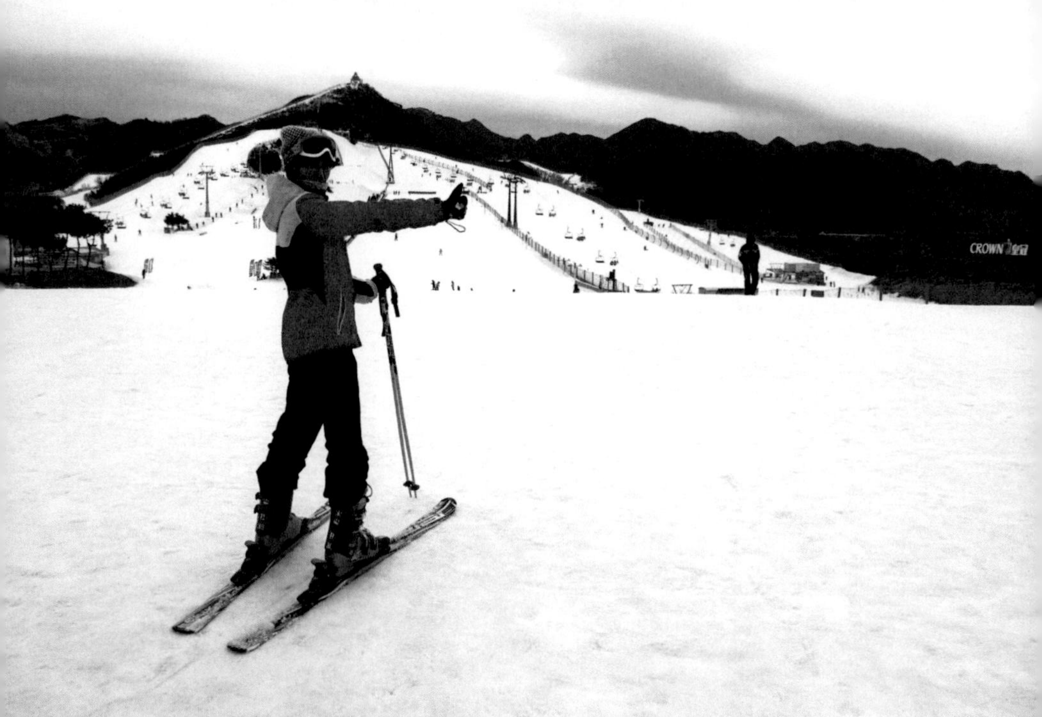

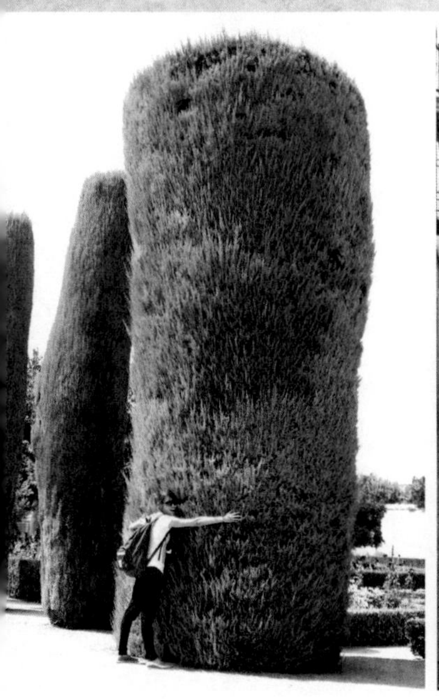

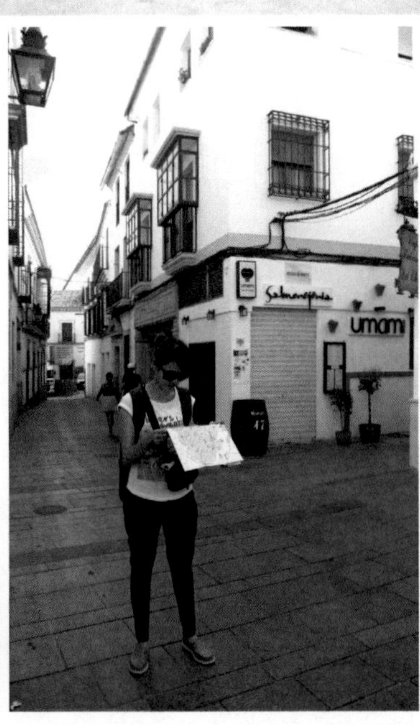

1 一輩子一定要享受一次滑雪的快感

2 拜訪可愛的小鎮——格拉納達（Granada）

3 網路不普及也沒關係，有地圖就可以

因她這種「很敢衝、沒在怕」的性格，同事、朋友最常對她說的就是：

「哇！真不愧是嘎姐！」

「這只有嘎姐才做得到！」

「沒有子瑩姐，這個活動就辦不起來！」

「嘎姐妳好強！我太崇拜妳了！」

她常常圍繞在這些崇拜的聲音中，但對她而言，這真的都還好啊！她還是那句老話，「只要有心，一切真的都不難」，所以她成了朋友眼中解決問題的專家，有疑難雜症找嘎姐就對了！

此外，還有一個很特別的地方，她是個「儀式感生活」很強的人。這是什麼意思呢？意即每當過節，她會做一點和那節日有關係的事。比如：端午節，她就要立蛋，只要她沒忘記；聖誕節，家裡一定要有聖誕擺飾，即使她只有一個人住；過年，她一定要買一些年菜、禮品，寄送給久沒聯繫的長輩；還有——進入新的一年，她一定會寫出她的願望清單，然後那一年想盡辦法的實現。

積極工作、生活的小肺人，果然不負眾望，在二〇一六年成立了「Bo Bonny啵啵妮」台灣原創IP圖像親子文創品牌。這樣的人生，對她來說實在太美好，以為可以平步青雲的繼續下去，看見她事業的另一個高峰。

但事實總是與期待有些差距，小肺人在二〇一九年五月進行一次肺部的手術後，一切狀況再也無法掌控，身體如同土石流般的潰堤，不知道停止的那一天在哪裡？不知道能否恢復正常工作與生活？更不用說她所列的那些願望清單，以及她滿腦子的夢想，還有沒有實現的可能？只要「能活著」對小肺人來說，就是很大的恩典。

究竟是什麼讓小肺人只剩下右半邊的肺，目前的肺功能也僅存百分之四十一？接下來，就要帶大家進入「小肺人的半肺人生」世界裡，來了解非結核分枝桿菌（又稱NTM）究竟有多難纏，以及身為病人的她是過著什麼樣的生活，而她在世上唯一的親人——妹妹，又承擔了哪些責任與壓力。

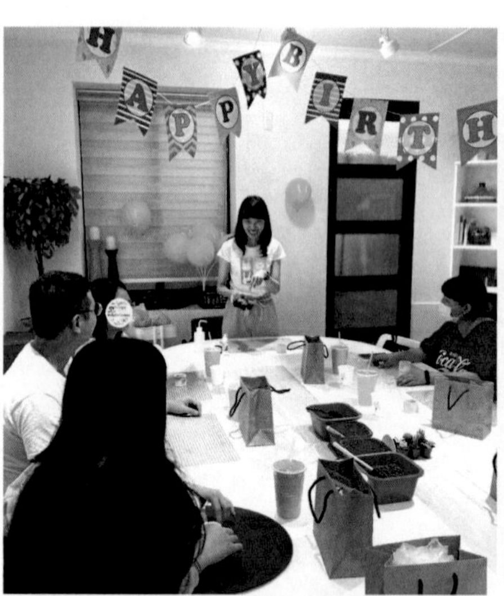

1 小肺人參與手作課程的教學

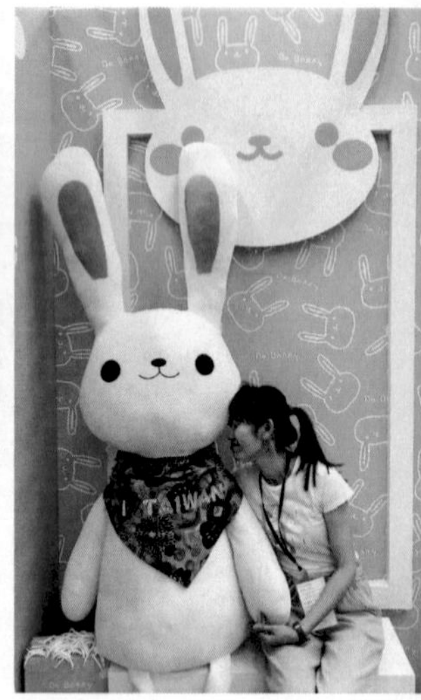

2 啵啵妮，一個從無到有的親子文創品牌

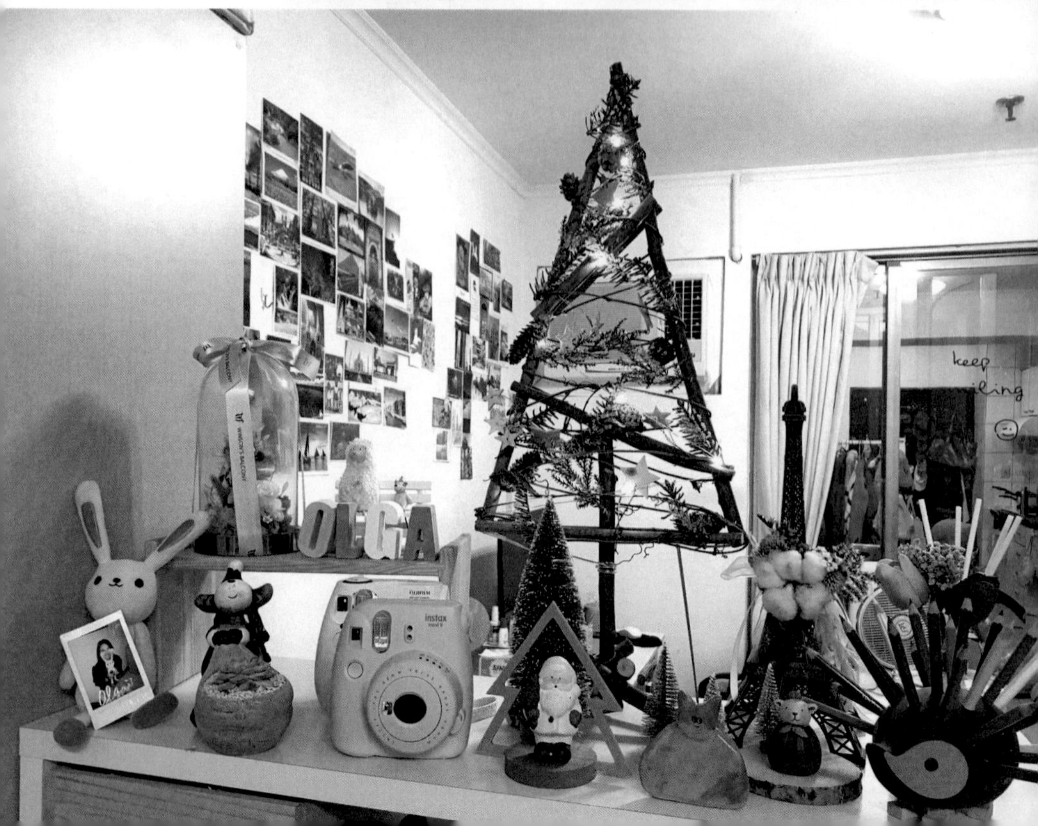

3 儀式感的生活，小肺人最愛的節日——聖誕節

第一章

細菌無預警的宣戰

你的人生，有沒有讓你印象深刻的髮夾彎？

與細菌的邂逅——小肺人和NTM的相遇

在數年前，小肺人發現她長期都會在傍晚時刻低溫發燒，但到了晚上體溫就恢復正常，看了醫師也找不出確切原因。當時曾有一段時間被誤診成肺結核（TB），被通報也拿了手冊，醫師開了藥，而小肺人吃藥後整日昏沉，無法工作。

之後醫師發現小肺人體內不是結核菌，應是非結核分枝桿菌（NTM），當時醫師只建議要提升免疫力，可以先和它和平共處，等到真的感染或更嚴重時，再看是否要開刀治療。

於是，小肺人被解列，不用再吃藥，只要和細菌和平共處就好，這實在是一大福音。

提出宣戰的NTM

二〇一八年小肺人去香港忙完展覽回來，一月十五日這天早上，突然咳出血來。

「昨晚才去我妹家吃飯，都沒事，怎麼會突然咳血？」小肺人心裡納悶著，不過她還是讓妹妹知道一下，僅跟妹妹說她咳「血絲」。

因平常小肺人時常喊這裡痛、那裡痛的，但過幾天就沒事，所以妹妹按過去的經驗推測，這次應該狀況也差不多。「如果沒有什麼不舒服，不然就再觀察看看。」妹妹回應著。

小肺人心想妹妹都這樣說，感覺身體也沒什麼不舒服，就直接去上班了。

直到晚上小肺人回到家，把早上拍的那團咳血衛生紙照片傳給妹妹看。妹妹一看，嚇了一跳，才得知她從早上開會時就開始咳了。立刻打電話給小肺人：「老大，這不是血絲好嗎？這血也太多了，妳快點先去醫院！」

小肺人自己搭著計程車，到了離住家約十分鐘車程的某區域型醫院。醫師很快下判斷是肺結核，護理人員火速將她送進隔離病房，並且評估需要住院七天，當時已經晚

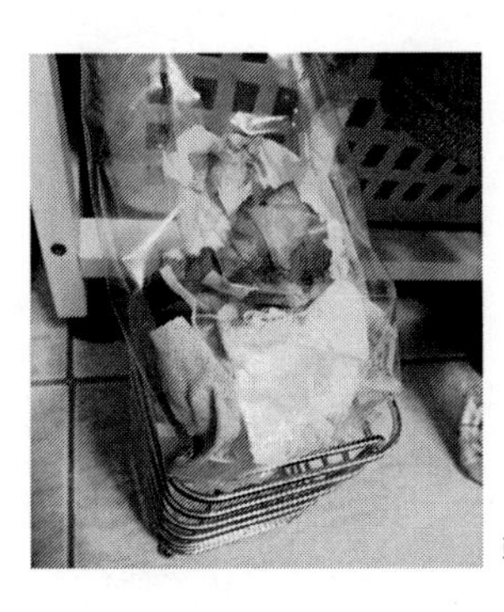
輕描淡寫的「咳血絲」，實際竟是大咳血

上快十點。

小肺人立刻聯繫公司，說明自己目前的狀況，並向公司請幾天的假。因為整天咳不停，這時候她已經喘到無法說話了。

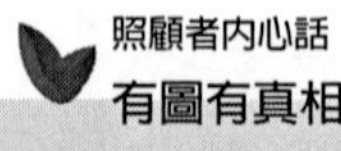

照顧者內心話

有圖有真相

當不尋常的疾病、症狀發生時，由於每個人對於「嚴重程度」的解讀不一，有些人會誇大，有些人會輕忽。對於就醫與否這件事，盡量避免單單聽病人本身的描述，可再搭配見到病人本人，或照片之類的輔助自己下決定。

像小肺人的狀況，妹妹事後心裡想，如果早上就看到咳血的照片，一定會要小肺人請假就醫，而不是建議她再觀察。一方面有愧於自己的輕忽、大意；一方面也太佩服小肺人驚人的意志力。

如同監獄般的隔離病房

小肺人進隔離病房後，簡單和妹妹說明一下狀況，請她幫忙帶一些東西，妹妹火速整理並趕往醫院。因從沒處理過親朋好友住隔離病房的經驗，所以不太清楚相關規定，向護理師確認可以探訪後，安心不少。

等了一會兒，護理師帶著妹妹往急診室另一頭走。那是一條長廊，共經過兩扇需要磁卡感應的門，到盡頭是一間獨立的病房，裡頭只有一張病床在中間，虛弱的小肺人臉色蒼白地躺在床上。

護理師對妹妹說：「妳可以在這裡待一下，等一下妳要出去時，再按對講機請我們幫忙感應。」妹妹應了聲「好」，護理師就離開了。

一張病床，四周空蕩蕩，只有一張鐵椅、一台對講機及一間廁所。這裡距離護理師常走動的地方又隔了兩扇需要感應的門，真的像極了監獄。妹妹看著，覺得心酸與不捨，但當時小肺人已沒力氣多說話了。

妹妹幫忙把東西擺在鐵椅上，詢問小肺人還需要什麼，她說：「因為我需要一直吊點滴，但他們沒給我點滴架，不過我有一點沒力，只要一動就很喘。妳幫我問護理師，可不可以給我點滴架讓我方便去廁所？」這請求並不過分，妹妹答應幫小肺人問問看。

於是，妹妹向護理師反映小肺人的需要，護理師略為冷淡的說：「無法給病人點滴架，叫她自己用手拿就好。」妹妹看見急診護理師是真的很忙，也默默吞下了這口氣，沒再多說什麼。隨後用LINE轉知小肺人這個不愉快的消息，小肺人只好認命自己拿著點滴去上廁所。

再忙，也要懂得說話的藝術

隔天一早，確認再過四、五小時後報告才會出來，妹妹允諾約中午過去送餐。妹妹到了病房，卻從小肺人口中得知，自從進入隔離病房後，竟沒有醫師來看她，也沒有護理師來詢問她餐食的部分！醫院怎麼可以把一個病人放在遙遠一端，而不聞不問？即便病人有可怕的傳染病，總需要念在病人還是一個「人」的份上，至少可以對講機詢問或說明一下吧！

在報告還沒出來，就把病人關在隔離病房，經過一夜卻連一點詢問、說明都沒有。這樣的狀況，妹妹實在無法忍受，於是走到護理站的櫃台。

「您好，我想請問一下，住隔離病房的病人，如果沒有家屬，那病人的用餐怎麼辦？」妹妹問。「你們有錢嗎？你們有錢，我們就可以幫忙買。」護理師一邊翻著手上資料，一邊回答。

這樣的回應方式，妹妹不再隱忍了，認為需要讓院方知道。於是，到了志工台，向醫院的社工室反映。

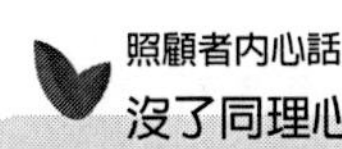

沒了同理心，再怎麼專業也是枉然

當一個人生病時（尤其是很不尋常的那種），一定最想知道「我怎麼了？」以及「我多久會好？」對於未知，坦白說都會有一定程度的不安，會想了解後續可能會發生什麼事，好能事先有個預備與安排。

妹妹對於這個狀況會有如此大的不滿，是因為看見小肺人的虛弱樣，若她突然在病房裡昏倒，護理人員會發現嗎？妹妹擔心的是小肺人的安全。於是那句「你們有錢嗎？有錢，我們可以幫忙買。」真的成為最後一根稻草。這句話只站在解決問題層面上，並沒有同理家屬的心情。

或許對於醫護人員，面對這些狀況、問題是家常便飯了，但對病人和家屬來說，這些都不是熟悉的事。若醫護人員能多一點理解，同理病人、家屬對於未知的擔心，或許照顧了一點心理的層面，也會讓自己做起事來更方便、順手一些。

「我們要轉院」

當天下午，醫師評估小肺人的狀況不需隔離，就將病床移至急診的留觀室。平時很照顧她的前輩知道狀況後，認為需要轉到醫學中心等級的醫院。姐妹倆經過討論，一方面確實對於這所區域醫院的處理方式相當不滿；另一方面，小肺人也知道自己的狀況特殊，區域型醫院或許較難處理，於是提出了轉院要求。

此時，醫師出面告知目前轉院可能存在的風險，不過看姐妹倆很堅持，醫師也不再勸說，讓小肺人簽下了數張同意書後，由醫院安排救護車進行轉院。

醫學小知識

非結核分枝桿菌

大家一定很好奇，NTM威力到底有多強？筆者整理出一些對於這個細菌的認識與了解，接下來為大家簡單介紹這個難纏的細菌——非結核分枝桿菌（nontuberculous mycobacterium，又稱NTM）」。

NTM主要是生存在水、土壤和食物上，它在一九五〇年代之前並不是那麼被重視，直到一九八〇年代，NTM其中一種鳥型分枝桿菌（MAC）廣泛從愛滋病患者中被分離出來，才受到注目。

要確認體內是否有這個細菌，主要是用痰液來培養，看痰液呈現陰性或是陽性。但分枝桿菌的鑑定步驟非常複雜且耗時，而且它對一般抗結核藥物具有抗藥性，所以如果把分枝桿菌報告為結核桿菌，就會影響診斷與治療。

大家可能會好奇，培養這種菌怎麼需要這麼費時？因為NTM在自然界至少有一百六十種，但有些是致病菌，有些是非致病菌。依Runyon的分類，生長緩慢的非結核分枝桿菌，它的培養就需要四至八週；而生長快速的分枝桿菌只需要三至七天，實在是差非常多。而在小肺人體內的就是生長緩慢的其中一種。

看到這裡，大家可能會有疑問，到底什麼人比較容易讓ＮＴＭ在體內發威？其實確切的原因並不是那麼清楚，主要還是和免疫力有關，所以常發生在愛滋病患者身上。此外，年長者或肺部本身有疾病的，患此病的機率也比一般人高。

ＮＴＭ常見的感染部位是肺部、淋巴結、皮膚、骨頭、關節等，而症狀就是長期發燒、咳嗽、體重減輕、呼吸困難等，和結核病的症狀實在太相像，因此時常被誤診為結核病（Tuberculosis，又稱ＴＢ）。而兩者的差別在於結核病是法定傳染病，會透過飛沫傳染，是會人傳人的，需被通報；但非結核分枝桿菌是不會人傳人的。

不過ＮＴＭ的致病性低，若細菌只是在肺部寄生，是不需要用藥，只需要與它和平共存即可；但細菌若已造成肺部感染（小肺人就是這種），在治療的過程是困難也是複雜的。除了面對藥物副作用的不適外，還需長達十二個月以上的服藥治療，而預後如何，目前也無文獻保證，加上細菌容易產生抗藥性，所以是一個讓醫師頭大、讓病人痛苦、讓家屬難熬的疾病。

醫學小知識

非結核分枝桿菌

【資料來源】

1. 行政院衛生署胸腔病院藥劑科藥師黃怡萍（1999.09.20）。〈非結核分枝桿菌之診斷及治療〉藥學雜誌電子報第99期。110.01.01取自：https://jtp.taiwan-pharma.org.tw/100/129-137.html
2. 衛生福利部胸腔病院張祐沚醫師（2020.09.16）。〈非結核分枝桿菌〉。110.01.01取自：https://www.ccd.mohw.gov.tw/public/news/handouts/7e8f8bbd750a9c1a3158b5dfde75d02d.pdf
3. 台中榮民總醫院胸腔內科，沈光漢、張開明、施純明、許正園等。〈非結核性分枝桿菌肺病的臨床診斷與治療——針對一般非愛滋病患〉。110.01.01取自：http://www.tsim.org.tw/journal/jour12-4/P12_161.PDF
4. 行政院衛生署胸腔病院門診護理師陳佩君（2013）。〈非結核分枝桿菌NTM〉。防癆雜誌2013年夏季號。110.01.01取自：https://www.tb.org.tw/uploads/102_s/05.pdf
5. 台大醫院胸腔內科王振源。〈痰培養出非結核分枝桿菌甚麼時候該治療？〉。防癆雜誌2018年春季號。110.01.01取自：https://www.tb.org.tw/uploads/107_s/03.pdf

第二章

細菌難纏，習慣也難改

你期待用什麼姿態，來面對不按牌理出牌的挑戰？

反覆咳血

小肺人轉院後，仍舊住在隔離病房，不過因為打過止血針，至少沒有再咳血。而病房的位置也好了許多，是該樓層病房的最邊間，不需要重重關卡就能進入，只是進去一定要戴上N95口罩。

小肺人轉院後的隔天，醫師就說：「這隻菌很怪，長得很快，如果服藥不行，可能就需要開刀了。」此時，小肺人開始研究到底會動什麼手術，以及手術之後，若需換藥、被照顧，到底要住哪裡好？整天想著怎麼安排最恰當。

一月二十日一早，小肺人又再度咳血了。不過醫師從報告的結果，評估不需要隔離，因此將小肺人換到普通病房。但奇怪的是，現在即便打了止血針，仍然持續有咳血的狀況。才停止血針一天，

帶著未知出院

一月二十二日小肺人進行了電腦斷層掃描，隔天仍會頻頻咳血，只是血量不多。然因目前沒有明顯不舒服，且找不到積極治療的方式，醫師建議先出院。於是，小肺人一月二十四日辦理出院手續，像是帶顆未爆彈回家一般。還會不會有什麼狀況？沒人說得準。

小肺人的話

住了將近九天的醫院，今天終於出院了♪(^ᴗ^)♪，謝謝這陣子的朋友們輪番上陣陪伴送餐，及貴人姐姐從頭忙到尾，人家說後天的家人真的大概就是這樣♥。

感謝我妹真的很辛苦，自己也大病一場還要煩這些雜事。謝謝公司夥伴們，妳們真的太棒了。

痛到不行的超音波胸腔穿刺

一月二十四日出院後，小肺人面對的首要挑戰就是——失眠。過去可以秒睡的小肺人，如今只能躺在床上數羊。隨著羊群變多，小肺人依舊沒有睡意，翻來覆去不知幾回合才莫名的睡著。

一月二十八日，小肺人已吃完醫師開的止血藥，暫時沒再咳血，但回診時醫師發現小肺人左肺下方有個異物，擔心是腫瘤，因此安排於一月三十一日回醫院進行超音波胸腔穿刺術。

當天妹妹陪同小肺人前往，穿刺的位置是離脊椎很近的背部，深怕一個不小心傷到脊椎，造成更嚴重傷害，因此不易穿刺採集組織，當天幾位醫師討論著要怎麼穿才好。只有局部麻醉的小肺人聽得很清楚，一直感覺到粗針來回在背後進出……醫師原本打算放棄了，但就在這時，聽見另一位醫師大喊「有了，有了」，總算成功取出。

或許因為不是一次到位，又或者是穿刺本來就會非常痛，結束後，小肺人疼痛難耐，走沒幾步就需要坐在椅子上喘氣一下。從醫院大廳走到大門原本不用五分鐘，這天走了半小時，小肺人返家後更是只能躺著，痛到無法正常呼吸。

暫時的一段落

二月五日，小肺人日前進行的穿刺報告出爐了，肺的異物確定不是腫瘤，但醫師擔心異物在體內存在太久，會引起病變或其他的狀況，建議開刀處理。只是小肺人這時太瘦了，身體狀況也不好，此時非開刀的好時機。因此醫師要她吃胖一點，把身體養好一些再開刀，這段時間就靠定期回診追蹤來確認狀況。

小肺人的話

目前先過了一關，難以形容這般舒爽的好心情，醫師說比起相同病症的患者我看起來相對樂觀，病識感也夠，所以這次痊癒的機會不小，他希望每次我回診都能像今天這樣爽朗地大笑（*>_>）。

讓醫師都搖頭的細菌

三月回診時，小肺人照了X光，發現肺部的狀況有變好一些，這卻讓醫師很心煩。因為醫師想積極治療，但現在這種不上不下的狀況，真的有些為難。在這種「積極治療」和「和平共處」的交界線上，也只能賭一邊來選擇。

再過一個月，四月十六日小肺人回診時，醫師評估目前狀況已穩定，之後可以一季再回診一次。不過，小肺人的咳嗽，與偶爾的喘、失聲仍持續發生著，畢竟細菌沒死，好像也只能適應這些症狀。

七月十六日小肺人再回診，醫師告知因她體內NTM的細菌沒名字——這就代表目前沒有藥可治療，而小肺人的身體狀況也算穩定，等她決定好要開刀了，再回診即可。

醫學中心的研究團隊認為小肺人的狀況罕見，邀請她成為研究團隊的個案，小肺人同意。因此二〇一八年的八月二十一日，小肺人成為某教學醫院醫學中心的研究個案，研究中心會定期追蹤，以及進行相關的採檢。某次，他們想確認這細菌和基因有無直接關聯性，也讓妹妹繳交了相關檢體，結果顯示和基因無關。

面對離別的課題

有時候人生的挑戰沒有牌理可言。二〇一八年一月三十日，也就是小肺人進行超音波胸腔穿刺術的前一天上午，妹妹接到安養機構的電話告知爸爸在醫院過世了。爸爸戶籍在台南，機構則在雲林，有些資料需要立即辦，因此妹妹隻身前往台南辦理文件，再到雲林提供給禮儀公司，結束後當天北上；隔天早上再帶小肺人去醫院進行穿刺；二月一日小肺人正經歷穿刺後的疼痛，難以起身，因此妹妹再隻身前往南部；二月二日妹妹於友人陪同下，先至殯儀館完成爸爸遺體火化程序，再將爸爸的骨灰罈入塔。

小肺人在五歲以前，和爸爸算關係很好。由於小肺人有「人來瘋」性格，爸爸常常帶她去找朋友喝酒、聊天。但在小肺人五歲那年，爸爸因一些原因離開家，姐妹倆就由媽媽獨自扶養，雖然爸爸仍會回來看小肺人，但漸漸的父女關係也變得生疏，在媽媽過世之後，小肺人和爸爸幾乎沒再聯絡。

雖然姐妹倆和爸爸關係很疏離，但面對親人的離世，難免會有些複雜情緒。妹妹慶幸自己平時結交了些可以共患難的朋友，自己性格也夠冷靜，才有辦法在這樣的狀況下，穩定、按部就班的將事情一件一件處理完畢。

而同年的三月二十六日，小肺人發現她養了九年的貓——QQ怪怪的，帶牠去檢查後，醫師說牠的身體機能已衰退。狀況只會愈來愈惡化，加上牠很兇無法餵藥，詢問小肺人是否考慮讓QQ安樂死來減輕牠的不適？小肺人在診間淚崩了，這個決定真的好難，只好在禱告中，希望QQ能自然死亡，而不是她來決定QQ的生命。四月五日這天，小肺人正在日本出差，貓保姆到家裡發現QQ已經安然離世。

同一年，相差不到三個月的時間，小肺人經歷了兩次死亡離別。對她來說，真的很不容易，這也讓她更想把握活著的時光。

沒有閒著的小肺人

因為太想把握活著的時光，所以又忘了要放慢步調這件事。當小肺人可以回去上班後，並沒有停下腳步，她開始準備為她創立兩年的文創品牌「Bo Bonny啵啵妮」開設全台灣的第一家實體店面。從提案、進行空間的設計、規畫、安排人員的進駐等等，她都參與其中。同年七月一日，一間以親子課程、輕食輕飲為主的複合空間「Bo Bonny啵啵樂園一號店」在桃園正式開幕了。

此外，在社交圈她依舊是個焦點人物，忙著參加各式各樣的聚會、活動。朋友有困難就來向她傾訴，她都把別人的事當成自己的事一般的解決著，日復一日過著像陀螺般的忙碌生活。

照顧者內心話

面對「不見棺材不掉淚」的病人

看見小肺人這樣忙碌、不懂得踩剎車，妹妹時常為她捏把冷汗，也常常叨念她不要太拚、要慢一點、要懂得節制。但小肺人總是以「有啊！我現在都有在留意」、「店面從頭到尾都是我在弄的，沒有人可以接手啊！」等等的話搪塞。妹妹也明白了，除非是小肺人自己知道自己得調整，不然說再多她都聽不進去。

於是妹妹改變策略，轉為把自己的身體照顧好，因為突發狀況隨時可能再出現。此外，就是禱告了，祈求上帝讓小肺人有自己覺醒的那一天。

第二章

準備好迎戰

你的人生，按過幾次暫停鍵？

覺醒

症狀持續的反反覆覆，一直無法根治。小肺人看了中、西醫，能吃的藥、補品、祕方都吃了，但咳嗽、喘、失聲的狀況仍舊不見好轉，不免開始影響起心情。這時候她才意識到，為何她的人生都要一直去處理別人的問題，她的不拒絕、把別人的事當自己事一樣操心，這似乎讓她累壞了。身體壞了，心理也是，於是她決定做一些調整。五月底小肺人也踏進了好久沒去的教會。

小肺人的話

這陣子比想像中不好許多，不下上百次問上帝：「為什麼偏偏是我得到這個病，細菌跟腫瘤不一樣，腫瘤可能還知道位置，但細菌真的無法！」

最近從診所到醫院，西醫到中醫，看了非常多的醫師，其實和醫師聊了很多，直到一位醫師問我：「幾年前發病後接近痊癒，妳生活做了什麼改變？」真的是一棒打醒我，我一樣揮霍放縱過日子，什麼事都沒做，也從來不覺得會再復發。

很多人勸我離職，當然也是個選項，我分析過覺得若沒把自己調整好，就算去應徵總機也會把這工作做得淋漓盡致，這是本身的問題，所以總得要改變。謝謝大家體諒我謝絕飯局和LINE群組的對談，等我好些，我就會出現。

面對開刀

二〇一九年小肺人覺得自己的狀況有好一些，但近一次檢查中發現左肺葉有些異常，反覆做了幾個檢查，確認膿包有了變化，因此決定以胸腔鏡手術切除，醫師也建議一併處理長期被反覆攻擊又痊癒留下的肺部纖維化組織。在醫師的勸說下，於四月十五日回診時告知醫師可以安排手術。醫師認為這手術不大，要小肺人不需太過擔心，安排在五月十七日住院，五月十八日進行手術，沒意外的話，五天就能出院。

從這段時間到五月中，姐妹倆一直在協調、安排照顧人力。因為小肺人很不想請看護照顧，她覺得如果身邊的人都不能來，她自己來就好，因此只要妹妹和她提到「請看護」一事，就會讓她心情不好。

小肺人的話

二十個小時之後，我要動個大不大小不小的手術，差不多就是把肺挖一些掉，是不是相當明瞭。

一個半月前，醫師看我氣色好了很多，再次勸我動刀，我只跟他說「再讓我想一下」，隔週回診我答應了，他還笑說「為何突然想通了」，我大笑三聲說「我覺得我心累了」。

請大家用各自的方式幫我祈禱就好，我的期待就是：「不要感染、不要太痛、不要出院臉凹的跟鬼一樣」，再次謝謝大家的祝福與打氣，期待我早日復出！

第一次開刀

二〇一九年五月十八日小肺人的手術是當天的第四台刀，當天午夜後就不能進食，到下午一點左右才推進手術室，此時小肺人已經餓壞了。原本面對開刀還略有擔心，這時候只希望快點開一開，因為真的好想吃東西呀！

妹妹和小肺人的朋友在手術室外頭等，原本預計開刀的時間是兩小時，但過了下午四點還不見醫護人員呼喚家屬。妹妹不停看著手術室外的螢幕，眼前閃過幾十位當天手術病人的名字及進行狀況。隨著畫面的換頁，總算等到小肺人的名字，但仍是顯示著「謝〇瑩：手術進行中」，看到眼睛都酸了。每次手術室門一打開，妹妹總覺得自己要被叫了，但一次又一次都不是。漸漸的，手術室外的家屬愈來愈少，不知道手術的狀況如何。

到了晚上七點，手術室的門總算開了，妹妹聽到「謝子瑩的家屬在嗎？」急忙起身上前，護理人員解釋手術剛結束，現在要進恢復室。妹妹的一顆心安定了不少，小肺人順利過了一關。

過不久，外科醫師拿著托盤，托盤上蓋著一塊綠色的布，醫師小心翼翼的把托盤放在桌上，並慢慢打開它。原來托盤上放著從小肺人肺部切下來的六小塊組織，醫師一邊向妹妹解釋，妹妹一邊仔細的看著。邊邊有菱有角，不規則，顏色類似煮熟的豬血暗紅偏黑色，這是左上肺纖維化的部分；而很肥胖光滑的，最大的約有成人大姆指大，顏色像粉腸的是膿包。慶幸此時取出膿包，不然若在體內破了，後果實在無法想像。

妹妹愈看愈覺得這些肺的組織很特別了，便在醫師的同意下拍了照。而小肺人的朋友對這些血淋淋的肺組織沒有太多好感，已遠離現場。

醫生講解後，妹妹依舊在手術室外等候著小肺人出恢復室。過了一、兩個小時，手術室的門

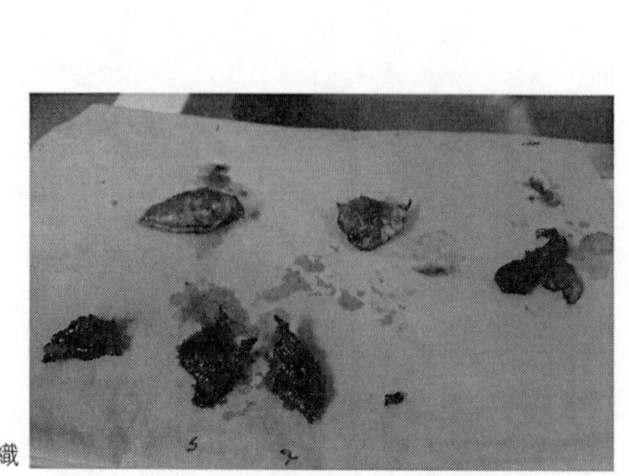

六塊有菱有角的不規則肺組織

打開，護理人員告知小肺人可回病房。於是，妹妹與護理人員一同推床讓小肺人順利回到普通病房，此時已是晚上九點。為了避免氣胸，她身上插著一根像珍珠奶茶吸管一樣粗的胸管，胸管底下又接著像釀藥酒那樣大的玻璃胸瓶，胸瓶放在胸瓶架上，下床是需要推著走的。可能等候開刀時，妹妹心情過於緊繃，當小肺人回到普通病房時，妹妹已疲憊不堪。一直到晚上快十一點，妹妹和小肺人的朋友簡單交待一下注意事項，才回家休息。

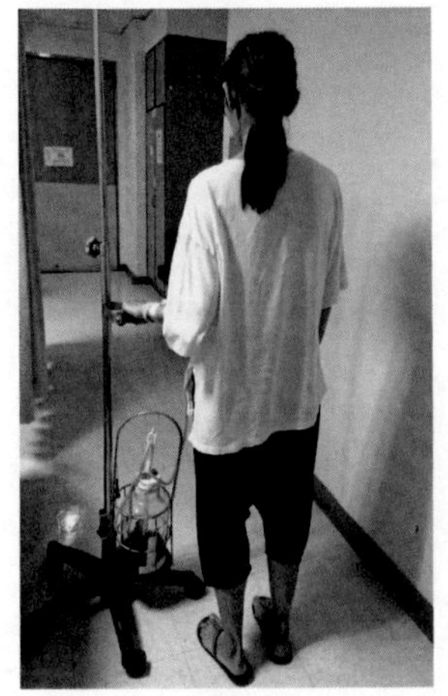

下床時就需要推著胸瓶走

醫學小知識

腫瘤開刀與感染開刀

腫瘤開刀：罹患癌症這類的手術屬之，醫師會擔心不好的細胞擴散，因此多半取出的組織會比實際長的腫瘤部位大一些，避免後顧之憂。

感染開刀：沒有不好細胞擴散的問題，因此只需取出受感染的部分，其他能留著的盡量保留，因此需要縫縫補補，手術相對的也比較麻煩，有時需花較久時間。小肺人的手術就屬此種。

手術後不如預期

原訂五天出院，但因肺部經過修補，可能會漏氣，醫師建議小肺人再多住個一、兩天，因此也衍生出照顧人力的問題，妹妹不得不再次與小肺人討論請看護一事。小肺人認為她已經能下床，如果朋友們沒辦法來照顧，她自己一個人就好，沒必要請看護。但妹妹仍有不放心之處，只好摸著鼻子再協調看看身邊有沒有人可以幫忙。

正當妹妹還在苦惱時，五月二十一日晚上小肺人朋友得知此狀況，向小肺人勸說。他說：「現在妹妹說什麼，妳都要說好」，小肺人聽進去了，同意妹妹請看護照顧她，於是五月二十二日晚上由看護接手照顧。

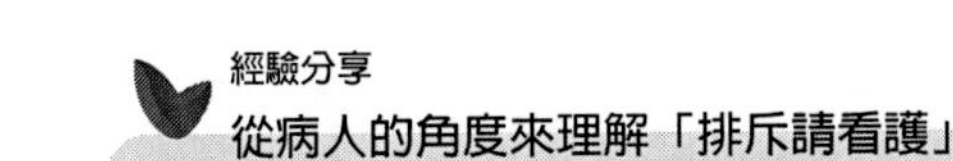

經驗分享

從病人的角度來理解「排斥請看護」一事

請看護需要一筆費用，也不見得每個家庭都能支付得起，但確實也發現有些人並非經濟問題，但還是對於「請看護」一事無法接受。就筆者所觀察到的，主要有二種類型。

類型一：意志力強的病人

有些家庭較單純，和親戚間也鮮少來往。在過去的歲月中，家人鮮少有生病、住院情形，即便有，也是家裡人自己協調照顧，從來沒讓「外人」來幫忙。若是在這樣的家庭下長大，病人意志力又很強，確實會不理解為何要請看護，而小肺人正屬這種類型。面對這類型，要不有個強而有力的對象，要病人乖乖配合（就像小肺人的那位朋友）；不然只能要家屬學著放心，相信病人自己有能力。

類型二：缺乏安全感的病人

另一種是在關係上比較缺乏安全感的人。人在生病時，往往身、心都較脆弱，很希望自己熟悉的人能在身旁。當聽見家人要請看護時，一股「自己被遺棄」的感覺油然而生，擔心家人是不是覺得自己麻煩、擔心家人是不是不會再來探望等等，而想盡各種方式要把家人留在身邊。

面對這類型的病人，家屬一定要遵守固定探視的承諾。穩定、遵守承諾，會讓不安的人重新建立起安全感。

拔胸管出院

小肺人在五月二十三日總算拔胸管了。但拔完管後，仍然相當不舒服，除了心悸外，也一直覺得胃脹脹的、沒食慾。外科醫師認為這些狀況尚可接受，身體需要適應，若觀察半天沒什麼問題，隔天就能出院。於是，小肺人在五月二十四日順利出院。

妹妹觀察小肺人身體狀況確實較為虛弱，自己又早已排定五月底出國。因此，出院後妹妹與小肺人同住兩天，幫忙打理生活所需。五月二十六日小肺人就到朋友家暫住。

小肺人出院後，除了睡不好外，還一直盜汗。衣服常常換不到一小時，就又全身濕，她也搞不清楚是怎麼回事。

小肺人的話

終於，Check out我出院了٩(^_^)۶，首先，感謝那天在開刀房外陪著我妹的你們，不論現場或線上都謝謝你們陪著她，兩個小時內的手術延長至五小時，中間醫師也未出現說明，這種心情上的煎熬只有手術外的人才能體會。

我和住院醫師聊天，他說那刀他有跟，才知道那天手術真的太逼人，左上不好的地方是遭受細菌攻擊後，細胞去修復，但因為放了太多年，所以反反覆覆，當開刀進去才知道都是層層黏在一起(⊙_⊙)，醫師又堅持只慢慢切掉不好的部分。好不容易完成了，接著肺一直漏氣，醫師一個一個補，麻醉師一直催時間，因為麻醉藥持續的補，所以恢復的時間也長，別人在恢復室通常是十五至二十分鐘，我居然是一．五個小時！

實在很難用言語表達我的感謝之意，感謝醫師、感謝前來照顧我的友人。

感謝這世上挺我的妹妹，這三年進醫院三次，這次最可怕，但是我們靠著信心都走過來了，雖然住院磨合的事不少，常常被我氣瘋，但終於解脫醫院照護了。

謝謝所有為我祈禱、鼓勵、打氣的你們，真心謝謝你們，永遠放心上。

^(—)^

謝謝上帝，讓我走過這麼特別的人生體驗。

第四章

防守不如預期，節節敗退

一生中，究竟是預期的狀況多？還是非預期的狀況多？

掛急診，再次住院

小肺人出院後一直都不太舒服。五月二十九日下午，她胃脹到忍受不了，在朋友的陪同下進了急診室。急診室醫師評估是氣胸，當下立即插胸管，且告知需要住院。小肺人請朋友協助拿一些物品，並立刻聯繫妹妹說明狀況。

當初出院後，妹妹留意到小肺人急著趕快康復，但她的身體跟不上，整個人的情緒、狀況都不太對勁，身心呈現失衡狀態。而再次面臨住院，讓她承受了極大的打擊。小肺人只要在焦慮當下，有點微燒就會不停的量體溫嚇自己；也會不停使喚妹妹幫她拿什麼、做什麼；她想要幹嘛就幹嘛；或嫌棄妹妹事情沒做好，此時的小肺人，焦慮情緒可說是被推到最高點。面對這樣的情形，妹妹已無法保持耐心、好聲好氣的對待小肺人。於是，找了幾位基督徒朋友，成立一個禱告團，一起來為姐妹倆禱告。

妹妹明白現階段自己繼續勉強照顧下去，對彼此都沒好處。慶幸有幾位朋友知道妹妹的狀況，也能分擔輪流照顧，讓妹妹稍微喘息、調整步伐。後來總算請了二十四小時的看護來照顧小肺人。

而禱告團的成員們也開始每天輪流打電話或傳訊息給小肺人，和她一起禱告，小肺人常常在電話這頭感動到淚流滿面。

照顧者內心話

不行的時候，真的需要喘息一下

小肺人是很耐「痛」；而妹妹是很耐「苦」。面對小肺人這樣的反覆無常、無理要求，妹妹常常告訴自己「忍一下就過去了」。這些情緒沒有紓發釋出，會累積在身體裡，能容忍的空間漸漸的變小，一個不小心就會擦槍走火，造成彼此傷害。

長期在這樣緊繃的狀況下，真的會連跟朋友訴苦的力氣、時間都沒有；若有時間，也寧可拿來休息、睡覺。幸虧妹妹有信仰，她會向上帝禱告。在禱告時大哭；也會在生活中找一些不起眼的小樂子讓自己開心。

政府這幾年開始重視照顧者身心壓力的議題，也設置了「家庭照顧者關懷專線」0800-507272（有你真好真好）。照顧者真的很需要先把自己照顧好，才有足夠的力氣、能量去照顧他人。

認真，是幫了自己？還是害了自己？

五月三十一日小肺人雖沒有發燒，但胃又脹了。她感覺很不對勁，外科醫師看了一下之後決定換胸管。於是，毫不囉嗦的直接在病房裡換口徑大一點的胸管。

外科醫師納悶症狀怎麼會一直反覆發生，因此了解小肺人這一、兩天的生活作息。當醫師聽見小肺人有下床走動，略為驚訝，提醒她氣胸當下不適合走動。而小肺人相當無奈！因為護理師鼓勵她多走動會好得快，她很認真的接受建議，卻變成讓自己多受苦。她不禁想起第一次出院是否也因為認真聽話，過度練習腹式呼吸，才搞到氣胸呢？

雖插了胸管，但胸瓶裡的泡泡卻沒有減少，醫師擔心插胸管的部位漏氣，硬生生的在麻醉藥還沒發揮作用時就縫了一針。這一針，大概有兩百種說不出來的感受。

第二根胸管

六月三日一早，小肺人跟妹妹說，原本用的止痛藥會導致脹氣，所以改成另一種。然而另一種止痛藥的止痛效果並不理想，讓她明顯感受插進身體十六公分的管子在哪。這種難以言喻的感受，使得她幾乎整夜沒睡。小肺人詢問醫護人員能否換回來原本的止痛藥，但被拒絕，她不知從此該如何睡——現在的她心願很小，只期待能好好睡一覺。妹妹同理小肺人感受，但好像也無法做什麼。

這天照了斷層掃描，外科醫師評估氣胸狀況嚴重，還要再插一根胸管。一根胸管接一個胸瓶，現在兩根胸管，代表有兩個胸瓶，也就是小肺人下床得推著兩個胸瓶一起行走。雖然胸瓶的座架附有輪子，但胸瓶本身不輕，因此進出廁所的門檻時，需要出力用腳抬高前輪才能進去。兩根胸管雖然很荒謬，但呼吸確實舒服一些。

在醫院裡，除了不定期要照X光、斷層掃描外，每天固定時間要吸化痰藥，其實也是蠻忙的。

沒搞定止痛，就沒辦法好睡

多插一根胸管雖讓呼吸舒服一些了，不過無法改善疼痛感。當晚小肺人依舊痛到無法睡，於是向醫護人員要了止痛針，但凌晨四點還是被痛醒了。而這款止痛針的副作用讓手心非常癢，小肺人不停的摳著手心，著實感到無奈：好好的睡一個覺，真難。

過去，小肺人總是在睡眠這件事上頗得意，因為她是個躺在床上三秒就能睡著的人，所以從未有過睡眠困擾，更無法體會睡不著是什麼樣的感受。自從去年住院之後，她真真實實經歷到無法睡覺是一件多麼痛苦的事。

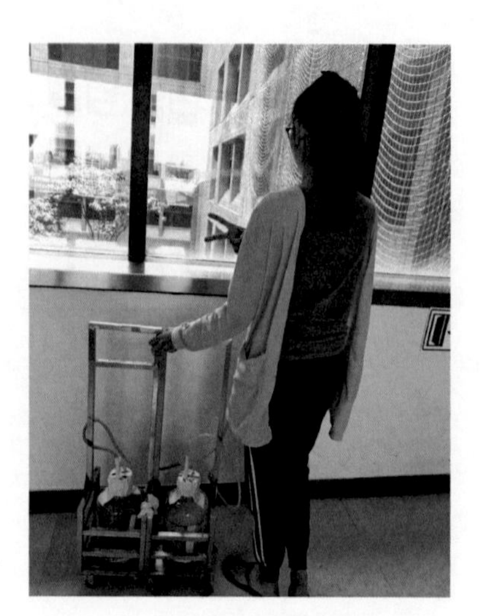

兩個胸瓶，重量加倍，但有了它們呼吸好過許多

水柱型壁式抽吸器

正當小肺人還在摳著手時，看見外科醫師來到病房。外科醫師告知她胸腔的空氣太多，把肺壓塌了，所以要加用「水柱型壁式抽吸器」，希望能幫助空氣排出，看看肺有沒有機會再脹起來。

這個抽吸器，有點類似真空的原理，使用時會讓胸腔覺得很緊。小肺人超乎常人的忍受功力，連外科醫師都深感佩服。

小肺人面對著兩根胸管、一台讓胸腔感覺很緊的抽吸器，她心想，若再不找點樂子鐵定會撐不住。於是她發現水柱型壁式抽吸器有啵啵啵的水聲，閉上眼睛就能幻想自己置身在水族館中，身旁有許多的熱帶魚游來游去。想著想著，嘴角不禁上揚，多麼的愜意。

小肺人的話

今天是我第一次手術的滿月，目前像是入住水族館房型這樣，因為肺需增壓的關係，那個儀器很規律的啵啵啵！

至今換了三次室友，每次室友入住當日，我都會去自我介紹啵啵儀器，如果睡覺需要白噪音它很好，但如果睡不著，可能要跟我一樣戴耳塞！

醫師週末來看我，說最少要再兩週，看得出他很心煩，原以為要結束了，沒想到插曲不斷(ㄟ)ㄟ)。

住院期間我妹腎上腺素高漲隨時打理我的需求，天天來陪我讀經禱告，用行動鼓勵我。

晚安，祝每個你都有好夢。

泡泡派對

繼幻想自己在水族館後，小肺人又繼續尋找其他樂子。她發現自己只要一說話，胸瓶裡就會有泡泡。有些泡泡看起來有點黏液感，不容易破掉；有些泡泡過一下子就會破掉。她坐在床邊，眼睛看著兩瓶泡泡，和它們說話；耳朵聽著儀器的啵啵聲，泡泡派對開好開滿，宛如置身在一場視、聽覺的饗宴裡。除此之外，小肺人還是會不定時發燒，退熱貼也成了她的好同伴。

肺是否還有其他破洞？

六月四日晚上總算可以吃安眠藥了，對小肺人來說真是一大福音，能睡個好覺最重要。隔天睡醒後，兩瓶胸瓶已不夠裝持續出現的泡泡，醫護人員只好在瓶子裡打入無菌酒精，消掉所有泡泡。不過消完不到半小時，泡泡又滿了半桶，這讓小肺

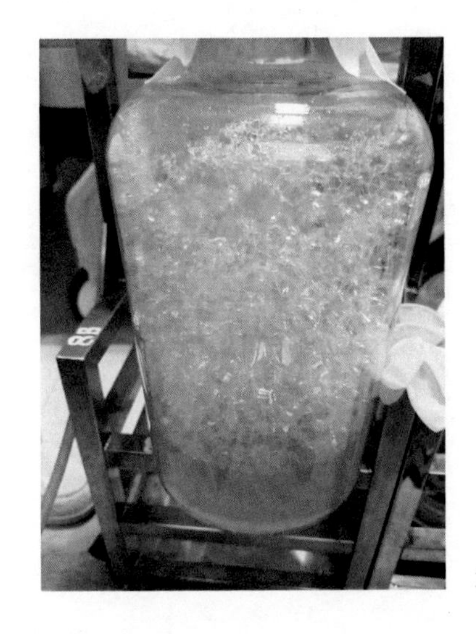
滿滿的泡泡胸瓶，看著它們有股療癒感

人開始懷疑，肺是不是有其他破洞？

六月五日這天開始，小肺人明顯感覺不到餓，但為了有體力，還是會勉強自己進食。這些日子小肺人非常頻尿，半夜會起床上四次廁所。面對這樣的景況，她不禁感嘆，一開始手術只有動左上肺，應該只佔肺的六分之一，但現在連原本好好的左下肺都塌了。壞的沒救回來，連同好的也跟著去了。她內心不免惆悵：「開這個刀真是對的決定嗎？」

第五章

防守武器，層出不窮

人一生的黑暗期，可否能有一定的時數？

逃不過的第二次開刀

戴了幾天的抽吸器，小肺人六月六日一早去照了X光，發現肺仍是塌陷得厲害，似乎沒改善，於是外科醫師想從原洞進去看看肺是不是哪裡還在漏氣，告知六月八日要再開一次刀。

小肺人得知這消息後，心情跌入谷底，只能任憑眼淚一直流，這消息只好由妹妹代為協助轉達給其他關心的親友們。面對這噩耗，妹妹和小肺人一樣想哭、覺得很無力，相信其他親友們都是。

這些日子，小肺人很害怕黃昏的到來，因為每天到了傍晚，她就會發燒，燒燒退退真的難受，不知道何時才能到盡頭。

是否接受採訪，是一個難題

小肺人原本的如意算盤，是讓一些較親近的人知道自己住院的事就好，等康復後，再告知大家這個過程。但現在似乎與原先期待的大相逕庭，愈來愈多朋友知道小肺人的狀況，姐妹倆的手機中每天都出現「我想要去探訪」的訊息。

然而，小肺人「人來瘋」的性格已經成了自動化模式。她只要見到平時不常出現的人，精神就莫名的好。只是她這時候體力非常差、身體又虛，且瘦得不像樣，只要訪客離開後，就像洩了氣的皮球一般，有時候累到連眼睛都打不開。坦白說此時接受探訪對小肺人實在是一件很吃力的事。

小肺人的話

我肺裡的空氣也多到太不可思議了吧（、・_・、）！

先謝謝很想衝來看我的朋友，很謝謝你們的關心，但真的暫時先不要來，你們也知道我這個人看到人會欲罷不能、講個不停，不可能靜靜躺在那像動物被參觀，只要見一次面元氣就大傷，然後又擔心感染，我太了解我是那種很累也不大有外顯感的人，所以，我還是會狠心婉拒大家前來！

你們每個祝福都很重要，再次謝謝大家體諒，我相信不久後我會健健康康的華麗登場（^o^）v。

人類是群居動物，被孤立、無人關心時，或多或少心理會受到影響，而「探訪」是種展現關心的表達方式之一，多少能讓病人或家屬感到溫暖。不過關心方式、探訪時機的拿捏，真的就格外重要。搞得好，能讓病人、家屬暖心；搞不好，不但沒有暖心的效果，反而還造成病人、家屬的壓力。

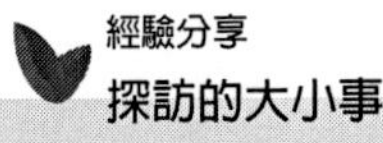

1.詢問病況

當知道自己的親朋好友在醫院時，當下震驚、想知道狀況是難免，但病人剛到醫院時還蠻忙的，需要做一連串的檢查、填寫很多資料、被問很多事，真的沒空理會這些訊息或電話，也不確定安頓好的時間。

這時候較恰當的關心方式：

「我有聽說XXX，你們先處理，如果有什麼我幫得上忙的，可以再告訴我。」

「我有聽說XXX，我有點擔心，方便時再告訴我發生什麼事。」

不適合的關心方式：

「怎麼了？還好嗎？」這題很難回答，都住院了，當然不怎麼好。

「你們在哪個醫院，我現在過去。」請問，是要來……做什麼？

「怎麼會這樣，那天看他不是還好好的嗎？」嗯，對，其實我們也都不知道為什麼會這樣。

2.探訪時機

人在住院時，往往都是自己狀態最不好的時候，不見得會希望有這麼多人來拜訪。所以這時候探訪者可以多思考一件事，就是「此時去探訪，是誰的需要？」才不會讓關心的美意，造成別人的負擔或壓力。

這時候較恰當的詢問方式：

「我聽說XXX住院了，我方便去醫院看看他嗎？」

「我很想去醫院看XXX，只是現在是適合的時機嗎？」

較不恰當的詢問方式：

「給我病房號碼，我現在/明天過去。」有問過病人想不想給看嗎？

「我現在去看一下他，我不會待很久。」前提是，對方方便嗎？

「我過去醫院為他禱告。」其實禱告可以用電話或文字，不見得一定要親臨現場啊！

經驗分享
探訪的大小事

3.送禮

送禮，也是常見的一種關懷方式。送禮者希望透過一些營養品、補品、水果等，讓病人恢復得快一些。不過很多東西的效期短，病人短時間實在難以消化，再加上有時候住院時間並不是這麼長，出院時還需大包小包的拿，確實有些不便。且，營養品種類實在百百種，病人也要記得問問醫師自己適合吃什麼、不適合吃什麼，以免影響了病情。

這時候可以掌握的原則：

(1)選擇效期長一些的食品。
(2)若重量太重，也盡可能送到病人家裡，而非送到醫院。
(3)出院後多半還需要一段時間的恢復，分散送禮時間也是一個選擇。

4.給建議

「彼此尊重」是提供自己建議、分享一些經驗時最需要留意的態度。提供意見不代表病人需要全盤收下，這樣才不會因為自己的關心，而造成病人莫大壓力。

給建議可以掌握的原則：

(1)重點在於分享經驗，請尊重病人有接受與否的權利。

(2)被拒絕和建議者本身的好壞並無關聯性，所以不要太玻璃心。

第二次手術：剝皮術

六月七日下午，小肺人總算睡了一場好覺，但仍持續有發燒的情形。約莫傍晚，麻醉科的醫師來說明隔天的手術。醫師說：「明天的手術是剝皮術，疼痛指數大概會到十二分，相當疼痛。止痛藥會打很強，讓疼痛指數降到七、八分，所以麻藥退時可能會吐得很厲害。」哇塞！十二分的疼痛究竟多痛？相較於痛，小肺人還是比較怕吐。於是與醫師商量後，醫師同意開止吐藥，好緩解不適症狀。

這段日子，小肺人的食慾非常不好，但所有人都不停勸她要多吃，才有體力復原，於是她一直勉強自己吃；護理人員認為多走動，或許肺有可能因此脹起來，她也勉強自己下床走動。然而這些「勉強」，似乎沒有讓狀況好轉一些。

妹妹看見小肺人心情愈來愈低落，所以和她說好了，若能順利撐過這次手術，同意讓小肺人做自己。除了一定要繼續請看護外，其他她不想做的事，妹妹都不再勉強——不想吃，就不吃；不想走路，就不要走路；想吃垃圾食物，妹妹就買給她吃。小肺人身體都這麼不舒服了，心情總得要好一些。

醫學小知識

認識剝皮術

剝皮術，一聽就覺得很痛，果不其然，麻醉科醫師也是這樣說。究竟發生什麼狀況才需要進行剝皮術呢？

一般來說，若是氣胸只需要插胸管，讓氣排出，後續確認肺泡沒有再破裂，肋膜腔沒有空氣，就能拔掉胸管。

雖說小肺人已經插胸管治療，但效果不理想。這代表肋膜腔裡一直在發炎，而發炎會造成肋膜變厚，一旦肋膜變厚，就會影響肺的膨脹。

可以想像要吹一顆氣球，但有人一直把氣球壓住，這樣你怎麼吹一定都吹不起來。

肺塌陷也是如此，因為被厚厚的一層肋膜壓著，才會很難膨脹起來。這時候就會需要進行胸腔剝皮術，把那一層增厚的肋膜組織剝乾淨，看塌陷的肺能否因此膨脹。

手術當天竟然發燒了

六月八日是小肺人第二次動手術的日子，安排在第三台刀，約十一點多準備進開刀房。但這時候她竟然發燒到三十八度，病房護理師抱持著試試看的心情，仍舊將小肺人推進手術室，手術室醫護人員看小肺人的精神狀況是好的，評估仍可進行手術。

妹妹和小肺人的朋友在手術室外等候，可能有了第一次的經驗，這次等候時並不覺得疲憊，小肺人約下午兩點就到了恢復室。妹妹去看了她一眼，從她慘白的臉上，不難看出她是硬撐過了這關。三點多，小肺人回到了普通病房。

當天晚上十一點多，小肺人已能自行下床上廁所。她的意志力、忍耐力真的非常人，不過因為開刀有插管的關係，只能用氣音表達自己的需求。

醫師很頭痛

隔兩天，六月十日外科醫師來巡房時略為懊惱。醫師表示這次手術有把肋膜剝得很乾淨，但不知為何肺還是不脹，依舊塌陷得很厲害，如果繼續這樣，可能要再加儀器看看肺能不能脹起來。不過，今天胸瓶裡沒有泡泡了，只有淡紅色的血水，算是一個好消息。

此外，外科醫師也說，疑似是因為感染，以致開刀前持續發燒，這次開刀時已一併處理了。為了避免再發生感染的情形，只好勤勞一點，天天換胸瓶。

再次失控

六月十一日小肺人除了下床上廁所、走路兩次外，其餘時間幾乎都在昏睡。而施打的那款抗生素，又讓她一直拉肚子。不過因為抗生素不需長期施打，她決定忍著渡過就好。

只是原本沒泡泡的胸瓶，六月十二日又開始出現了泡泡，這真的如晴天霹靂般的讓人難以接受。難道又是一個循環的開始嗎？姐妹倆都很沮喪。

因為抽吸器沒能明顯幫助肺膨脹，所以替換成「正壓呼吸器」。這機器的使用方式是病人戴上面罩，面罩需與臉密合固定，使外面的空氣進不來。打開機器開關後，病人再配合機器每隔幾秒的打氣頻率呼吸。呼吸原本是自主的事，使用機器後，就變成是被機器控制。

不能按照自己呼吸的頻率呼吸，彷彿快窒息，剛開始小肺人難以適應，但漸漸找到機器的頻率後，總算較能適應。幸好

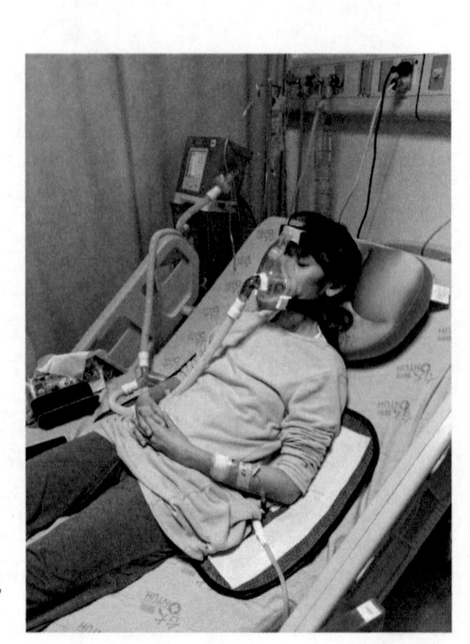

使用了正壓呼吸器，但不能按照自己的頻率呼吸，難以適應

這機器只需要使用兩天，若沒改善就不需再使用。

上述的一切，都不是小肺人所能控制的。失控的狀況，何時才能劃上句點？

小肺人的話

說實在的，前面住院八天，後面住了十七天，若說真的掉過眼淚，大概就三次！

第一次手術後拔管，渾身不對勁，直冒冷汗又低溫發燒，實在是擔心情緒湧上來。

第二次醫師在我散步時跟我說，那個週六要再開第二次刀，我當下很鎮定，一回病房就大哭。

第三次就是這個大魔王儀器，我真的這樣戴兩天，為了正負壓力拉扯，要讓肺可以膨脹。我是默默流淚戴著睡的，還吃安眠藥。

結果，兩天後，還是無所進展（ㄟ）（ㄏ）。

正壓呼吸器掰掰

六月十四日小肺人照了X光，外科醫師看了片子覺得進步不多，代表不用這麼辛苦使用這台正壓呼吸器，改回水柱型壁式抽吸器，只是把數字從原本的十五，調成二十。數字變大表示加強抽吸效果，希望讓肺能在這樣的壓力下膨脹起來。只是數字愈大，真空的感受更明顯，小肺人覺得胸口更緊。但因為除了等待，沒有其他的治療方式，所以也只能忍受著了。

此外，醫師也表示至少要再住院兩週觀察狀況。因目前沒什麼積極治療，加上小肺人上、下床不需人攙扶，又無法知道出院時間。姐妹倆討論後，為了節流，而將看護從二十四小時的調整成十二小時的。

聽到「只能等待」這樣的結論真的讓人沮喪，過去外科醫師來巡房時會比的「讚」也不比了。不過小肺人很感謝自己的工作團隊，能包容、能互相幫忙，讓小肺人能無後顧之憂的住院、養病。

經驗分享
面對病人的焦慮

面對身體狀況遲遲無法明顯進步，病人的心情一定會受到不小影響。常見的情緒就是「焦慮」，而在焦慮時常有的反應就是「凡事要超前部署」、「害怕什麼東西沒弄好會怎麼樣」、「擔心自己是不是不會再好起來」等等。這時候的病人，是完全的「自我中心」，根本沒在管別人。

當小肺人再次住院、面對不知何時可出院、看護調整成十二小時的時候，都有出現焦慮的情緒反應。

1. 若病人焦慮的是「事」的問題：

如果病人是焦慮「哪件事」會不會沒人做之類的，如：會不會沒有人幫我送餐？那個人會不會找不到？若病人是焦慮這類的事，家屬可進行的回應方式：

(1)再三且一致的保證。

(2)同理病人的擔心，焦慮內容聽過就好，不用太認真回應。

此時病人已經很焦慮、擔心，並非得到了答案就能夠不焦慮，常常要等到事情完成了，病人的心才放得下。這時候可以像播放錄音帶一樣，反覆給予同樣的回答就好，不用跟病人認真，也不需要勸病人或指責病人，給病人一點點抒發的空間。

2. 若病人焦慮的是「人」的問題：

有時病人會因自己的焦慮，而誇大、誤解別人的意思，如：看護都沒有在照顧我、XX說今天不會來幫我送餐了（不過這還是得觀察、留意，有時候不全是病人本身的問題），此時家屬可以：

（1）直接和當事者核對狀況。核對的方式是讓當事者自己說明事發經過，而不是把從病人那裡聽到的內容，講一次給當事者聽，因為這樣很容易變成辯論，不僅焦點跑掉，還可能造成關係失和。

（2）向病人允諾會再留意、觀察，且說到真的要做到。

（3）若是需要協調與照顧有關的事，協調好了再告訴病人最終版本即可。

此時病人身心多半都較為脆弱。若真是病人的誤會，不需要當下指責或進行對質，

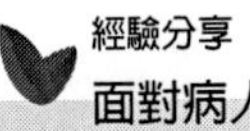

經驗分享
面對病人的焦慮

只需再找合適的時機告訴病人即可。現在只需讓病人知道，如果再發生雷同情形，病人「可以做什麼，或怎麼做」就好。讓病人有一點任務、掌控感，有時候也能減少照顧者一直疲於奔命。

3. 若病人焦慮的是「未來」的事：

很多時候醫師的一句話，可能會造成病人對於未來有無限聯想，莫名的陷入焦慮的漩渦中無法自拔，家屬若沒穩住，也很容易被吸進去。此時，家屬可以：

(1)理解病人的焦慮：被聽見、被接住實在很重要。面對病情的惡化、狀況一直沒改善，不焦慮很難，可同理病人的擔心，但不要期待同理後病人就不焦慮。

(2)對於病人的小小進步，請給予大大肯定：當看見病人有一點點進步時，可以誇大的稱讚，讓病人心情好。有時候心情好了，身體狀況也會跟著好轉。

(3)轉移病人注意力：可以陪病人做一些在能力、體力上可負荷的事，或轉移其他比較輕鬆的聊天話題。畢竟「未來」還沒到，誰都不知道會發生什麼事，此時可以做一些愉快的事，讓焦慮的時刻走快一點。

第六章

細菌進攻，防不勝防

面對想逃避的事時，究竟可以發揮多大的潛能？

ＮＴＭ細菌有名字了

六月十九日住院醫師來巡房，表示從上次手術的樣本中培養出一隻ＮＴＭ的菌種，這就意味著，可能有機會開始投藥了。

雖知道這種藥非常毒、非常傷身，可能救了一個肺，壞了肝、腎。但說真的，當醫師宣布只能「等待」時，代表無法靠外力介入，只能靠身體的自行修復。因為小肺人身體修復的功能非常差，所以這時候，聽見或許可以開始投藥，真的是一大福音——有一點改變，總比一成不變來得好。

住院太久的哀傷

小肺人實在住院太久，剛開始靜脈輸液管的管路可以維持三、四天，但後面有時不到兩天就要換地方打。血管反覆的打了又打，已經相當脆弱，每每找血管對護理師及小肺人都是一種煎熬。有時候以為找到了，卻是空歡喜一場，護理師也需要輪番上陣找血管，而小肺人就得要忍受不斷重打、重找的疼痛。

六月二十日這天，小肺人打抗生素時實在是痛到難以忍受，和醫師反映後，醫師同意把抗生素改成口服，總算讓小肺人鬆了一口氣。

目前小肺人已經可以連續走二十、三十分鐘，即便過程仍舊上氣不接下氣、走完也會像跑完百米般的氣喘噓噓，但為了肺能膨脹，還是要堅持走下去。

能不出院就不出院

六月二十二日換藥時，護理師發現才剛換的紗布沒多久又濕了，覺得不對勁，於是請住院醫師來確認，住院醫師檢查後發現插管子的部位有個小縫，需再縫一針。小肺人有過上次麻藥還沒起作用就縫針的經驗，知道那是什麼感覺，於是這一針就在小肺人告知不需麻藥之後，進行完畢。

這天也來了個難題。因小肺人目前沒有做什麼積極治療，而肺是否能脹只能等待，因此外科醫師有意讓小肺人帶管出院。然而，小肺人目前十分瘦弱，動一下便氣喘噓噓，要她生活自理有難度，但又有誰能時時在身旁協助？姐妹倆陷入困境，不知道該怎麼辦才好。她們決定只要醫師沒提到出院，就不開啟此話題，能捱過一天是一天。

肺不脹與心悸，誰比較嚴重？

換成口服抗生素後沒幾天，小肺人傍晚和用餐過後又開始略為發燒，她原先打的如意算盤是當年七月一日要回公司上班，看來只能繼續跟公司請假了。

不知為何，小肺人六月二十七日開始出現心悸現象。她極度不舒服而向醫護人員反映，護理師和住院醫師討論後，決定讓小肺人先暫停使用壁式抽吸器。停用後，確實心跳變得緩和，沒這麼不舒服，心情也就好了一些。

熟料，六月二十八日外科醫師巡房時，發現小肺人沒使用壁式抽吸器，略為震驚，認為不可擅自主張停用。雖小肺人表達心悸的不適，但外科醫師認為目前還是需要持續抽吸，幫助肺膨脹。於是，小肺人又被迫戴上抽吸器，只能自己承受著心悸的不舒服。

口服抗生素畢業了

六月二十八日這天傍晚，小肺人的體溫飆高到三十八點六度，醫護人員發現口服的抗生素效果不好，決定要換回針劑。而因她的手已經沒有血管可以打了，只好把管路放在腳的血管裡。過去，小肺人難以接受在腳上打針，但這時候實在沒有選擇的餘地。

醫師友人來探望小肺人時，聽她描述的狀況後，告訴她要有再動手術的心理準備。此時，小肺人的心情已無法用言語來表達。

像螞蟻在身上爬的抗生素

六月二十八日小肺人也渡過了一個可怕的夜晚。雖從口服抗生素改成之前曾經注射過的抗生素，但這次身體卻沒辦法適應，造成大過敏。整個晚上全身像是爬滿了螞蟻般強烈搔癢，她一直抓、一直抓卻無法止癢，把整隻手、臉都抓得又紅又腫，一整晚幾乎無法入睡。早上一位基督徒的護理師例行巡房時，發現小肺人的狀況不對，就在病床旁為她禱告。小肺人當下再也無法承受，崩潰大哭。

護理師協助將會過敏的抗生素註記在小肺人的就醫紀錄中，並更換其他的抗生素。換新的抗生素後，她總算沒有再過敏了。不過不知是因沒有睡好，還是換了抗生素還在適應，這天小肺人明顯有喘的狀況，只好先暫停下床走路。

小肺人的話

其實我已經住院三十三天，這些日子還算穩定，唯獨我的雙手找不到血管，所以我自己希望抗生素從針劑改口服，醫師雖然擔心，但還是答應了。

住院第三十一天的黃昏時刻我發燒了，發燒就是大事不妙的開始，在腳上埋針準備打抗生素，但抗生素打完後全身像幾千隻螞蟻在爬一樣癢到瘋掉，再補一針抗過敏的完全失效，結果大發燒到38.6度（我整個人抖到整張病床都要搖）。拿到退燒藥吃了二十分鐘後開始吐，吐完又按緊急鈴，一量心跳竟一六二下／分，緊急吸氣管擴張劑。

我用意志力完成人生最大的小事——上廁所，坐回床上狂哭（T_T），可能禱告時有點埋怨說：「這樣真的不會太殘忍嗎？」哭到累了就睡著，接著又是被幾千隻螞蟻在爬嚇醒……終於換抗生素！於是，我又活過來了。

找各種機會期待內外科會診

胸管不細，是從肋骨的縫隙間進去，難免會壓迫或磨擦到肋膜神經，小肺人只要坐直一磨擦到就會感到痛，七月二日這天多半是躺著渡過。

小肺人覺得這麼被動等待治療不是辦法，想起之前聽說體內的ＮＴＭ細菌有名字，但至今仍未見內科醫師來說明，或開始投藥治療。小肺人期待內外科醫師能會診，而不是只有「開刀」這一途徑。於是主動聯繫了研究員，說明自己目前的狀況。

今天，研究員來病房探望小肺人。關心了她的狀況，也蒐集了相關資訊，表示會將這些訊息帶回去給內科醫師，看內、外科是否能會診。

「疼痛」24小時相伴

小肺人坐著就疼痛的狀況不僅未改善，到了七月四日狀況更糟，連躺平都痛了。她一直在找尋各種可能原因，確實發現只要用抽吸器就痛，不用就不痛，於是忍不住和妹妹抱怨使用這些儀器真是種折磨。妹妹明白上次反映心悸狀況並沒有得到較正面的回應，這次要小肺人反映，可就不容易了。妹妹只好不斷的鼓勵，給她心理建設和信心，抱持著一種「有說就有機會」的態度，希望她仍然能向醫護人員表達她的不舒服。

七月五日小肺人總算得到許可，在吃飯時可以不使用抽吸器。不過因為現在連平躺都痛，實在難以入睡，只好跟醫護人員商量給止痛針。好巧不巧，這時候遇上外科醫師出國，住院醫師不敢做太多決定，僅能同意睡前給止痛針，其餘的只能請小肺人多擔待。不過，住院醫師推測會如此疼痛，或許與肺要膨脹有關係，這給了小肺人一絲希望，只要不再開第三次刀，怎麼樣她都能忍。

七月九日住院醫師擔心此時若不用抽吸器，肺若黏住，要再打開就困難了。因此來找小肺人商量是否願意繼續使用抽吸，疼痛的部分就用止痛點滴減緩，以避免功虧一簣？小肺人聽了覺得有道理。畢竟都躺這麼久，而且也受了這麼多的折磨，如果因為這幾天不抽吸而功虧一簣，那真的不好，於是同意照住院醫師所說的方式進行。

換成了止痛點滴後，便沒再打平時固定時間打的止痛針，小肺人又發燒到三十八點三度，這才知道原本打的止痛針有降溫效果。這一燒一直持續到晚上十點多，最後只好吃退燒藥來退燒。

逃不掉的第三次開刀

小肺人的狀況一直沒改善，七月十一日這天插胸管的地方再縫了四針，而小肺人又開始心悸。住院醫師怕胸管壓迫到心臟，晚上十點多臨時決定照X光，結果確定心臟沒有被壓迫，但換來一個最不想接受的噩耗——七月十三日要再開一次刀。

第三次刀，小肺人還是沒能躲過，心情真的跌落到谷底之外，止痛針也沒有發揮止痛的效果。身心俱疲，不知道還可以怎麼撐下去。

妹妹因每天持續著「工作－醫院－回家」的奔波生活，已成了一種習慣。沒時間停下來去感受自己累不累，只想著可以如何陪小肺人渡過這艱難的一關，身體好像也適應了。妹妹調整了心態，盡力做好自己能做的、接受自己的有限，且不把重心放在「疲累」上，漸漸發現這樣反而變得輕鬆，甚至還可以講笑話給小肺人聽，緩解一下小肺人憂憂的心情及疼痛的身體。

照顧者內心話

山不轉路轉的思考模式

妹妹相信「如果一直看著不好，會把『不好』愈看愈大」。在面對小肺人時，看的若是「怎麼不快點好起來」，相信在小肺人還沒好起來之前，自己就先生病了。於是，她刻意練習「轉換角度」這件事。

很多時候大家都認為「開心才會笑」，但這件事也可以反向操作，可以「先笑」，然後不自覺的就開心了。於是，妹妹每天去醫院，去找小肺人有一點點進步的地方，並誇大的稱讚小肺人；或是在路上刻意發生一點點有趣的事，到醫院跟小肺人分享，姐妹倆就會哈哈大笑，心情好像也輕鬆一些。

我們不能掌控環境隨著自己的期待改變，但我們可以選擇用什麼態度來面對這惡劣的環境。於是，妹妹選擇「先笑—帶來開心」，不知不覺力量好像因此湧出來了。

小肺人的話

我正努力補充營養，迎接第三次的開刀，很多人問我說，開這麼多次還怕嗎？怕啊！怕的不是身上多個刀痕或手術後的痛，怕的是膀胱太弱可能又要導尿，又好幾天沙啞的聲音，以及又再一次無限循環等著肺膨脹……(-_-)

其實住久了是不會無聊，有時心很累，但總是在很累的時候，突然有好事發生，或忽然有個人幫妳打氣，在醫院散步會有人跑來跟妳說加油。

最後，也分享一首詩歌〈恩典之路〉給大家，我每次聽到必流淚，謝謝朋友的獻聲。

〈恩典之路〉

詞／曲：曾祥怡

祢是我的主，引我走正義路。高山或低谷，都是祢在保護。

萬人中唯獨，祢愛我認識我，永遠不變的應許，這一生都是祝福。

一步又一步，這是恩典之路，祢愛，祢手，將我緊緊抓住。

一步又一步，這是盼望之路，祢愛，祢手，牽引我走這人生路。

（收錄於：讚美之泉敬拜讚美專輯14　不要放棄，滿有能力）

第七章

攻守交換前的奮力一搏

低谷，永遠都有可能比想像中再更低一些

麻藥拿捏最好的第三次開刀

七月十三日小肺人進行第三次開刀，手術名稱和第二次相同——剝皮術。這次過程很平順，從下午一點開到三點半，五點左右小肺人就回到病房。在手術室外，小肺人的朋友會幫忙妹妹買餐食；妹妹則看看書、打打手遊消磨時間。有了前兩次經驗，妹妹在外等候的心情輕鬆不少。

「這次開刀，發現肺還是有破洞，已經再次縫補、貼膠布。能處理的我都處理了，希望肺能脹起來，不要再破了。」外科醫師說明了這次手術的進行狀況。

這次開完，小肺人精神很好，沒吐也沒暈。過去聽人家說，開刀時，麻醉醫師是個關鍵，這次總算體會到麻藥下得好是什麼感覺。到了晚上九點多，小肺人已經可以自己下床小便了。不過畢竟是剝皮術，所以等麻藥全退了之後，仍然痛到不行。

風中殘燭

雖然小肺人現在彷彿風中殘燭一般，體力、精神狀況都大不如前，然而，聽外科醫師說已經盡力補洞、處理，仍帶著一絲絲的期盼，希望這次能好起來。但，這個希望很快就破滅了，七月十五日照了片子，肺部依舊沒起色。

七月十六日這晚，小肺人除了發燒，身體還開始覺得冷，不管棉被怎麼包，都無法溫暖起來。護理師推了烤燈進來，她在烤燈的光照下，身體才逐漸感受到暖和。

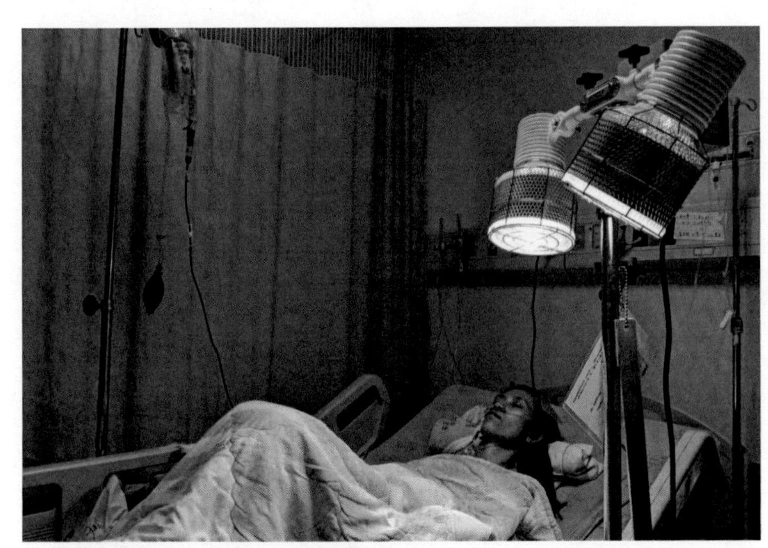

在烤燈的照耀之下，發冷的身體總算變得溫暖

七月十八日凌晨二、三點，小肺人半夜起身上廁所時，卻感覺背濕濕的，開燈一看，赫然發現床上有一灘血水！這時間點已經沒有看護，小肺人趕緊按了鈴，請護理師來協助。護理師除了確認傷口外，還幫忙換床單和衣服，這些舉動著實為受到驚嚇的小肺人內心注入一道暖流。然而，為何會滲血，仍是個沒有被解開的謎題。

小肺人在驚嚇中或許用了力，胸瓶中又開始出現泡泡。當日白天看護請假，妹妹一早接到消息，就急忙去醫院陪伴小肺人。這一天，發現她熟睡時會發出些微叫聲、也會抽動，這天也發燒到三十八點五度。想必凌晨的事件，讓她受了不小的驚嚇。

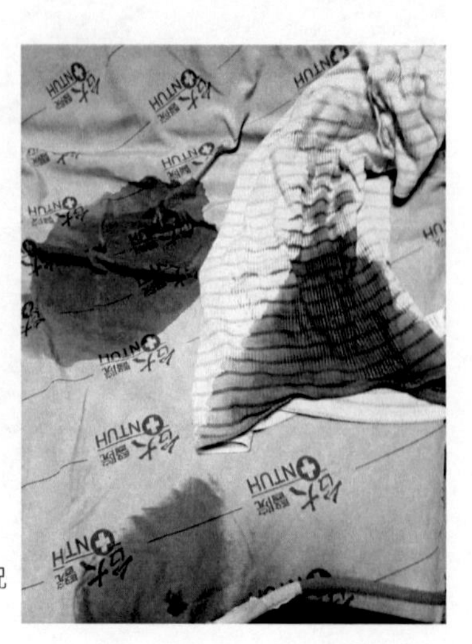

莫名流出的血水，沾染了衣服，突發狀況讓小肺人嚇壞了

醫院沒有提供病人服，因此小肺人住院期間，穿的都是自己的衣服。沾到血水的衣物除了腥味很重外，外層還有透明像痰一般的黏液包覆著，無法溶於水，又滑又難洗，即便浸泡過，也很難完全洗乾淨。因此，開始向身邊的親友募集不穿的大襯衫，好渡過這段不知為何有血水滲出的時光。

謝絕訪客

小肺人雖說目前身體相當虛弱，但她那「人來瘋」的性格，只要朋友在場，她精神狀況都不會太差，即便正在發燒，也看不太出來。五四三的亂聊、笑得亂七八糟是小肺人的待客之道，她除了身形看起來瘦了點外，從其他的部分，實在看不出來是個病人。

朋友來的當下，小肺人心情很好沒錯，但大家鳥獸散之後，她呈現的就是完全虛脫，常常一句話還沒講完就昏睡過去，只有妹妹知道她的慘樣。

七月十六日外科醫師看了一下X光片子，發現小肺人肺部的積水較多，醫師下令她的心情需要很平靜，不能激動，也不能用力。慶幸有醫師下令，這下可以名正言順謝絕所有訪客，讓小肺人過幾天的平靜生活。

小肺人的話

今天距離第一次開刀，剛好滿兩個月，昨晚是我經歷最腳軟的一夜（T^T）。凌晨兩點起身上廁所，一心覺得也流太多汗了吧！把手往後一摸，濕濕黏黏，不是汗是整片血！我極度冷靜的按下救護鈴，我說「我流好多血，可能馬上要來一趟」。

謝謝護理師好辛苦，還幫我換床單和衣服。

輸血

直到七月十九日，小肺人的傷口仍有血水滲出。這天，她的血紅素也變低，一直到晚上仍舊沒有上升，外科醫師決定進行輸血。其實這時候小肺人已經有點昏昏沉沉，讓在一旁守候著的妹妹看了有點擔心。

「輸血」對妹妹來說有些難熬，因為十年前媽媽生病輸血時，也是妹妹一人在病床旁陪伴。媽媽輸血後的脾氣、飲食習慣和過去大不相同，沒多久就過世了。今日，同樣的情景再現，往日那些難熬日子的記憶不免又浮上心頭，妹妹知道唯有信仰的力量能幫助自己撐過去，因此，請禱告團一起來禱告。

小肺人一邊輸血，一邊發燒。烤燈雖點亮著，體溫也愈來愈高，但小肺人還是一直覺得冷。原本預計輸兩袋血，醫護人員看了看狀況，決定先輸一袋血就好。

隔天早上傷口仍繼續滲出血水。這天小肺人異常的睏，一整天睡睡醒醒。到了晚上，小肺人感覺胃又有像出院後再掛急診進來的那種脹感，立即向護理師反映。醫師一看，發現胸管果然又塞住了，立即做了處理。只是找到原因並不表示狀況會立刻改善，一直到七月二十一日，小肺人的胃仍是脹到吃不下東西。

小肺人的話

這幾天像是渡過曙光來臨前的黑夜——特黑，發燒天天都上演，此外還有：

七月十八日　驚悚落幕的血泊事件。
七月十九日　血紅素低於基準值，輸血250cc。
七月二十日　急診當時不舒服狀況又來，胸管再度阻塞。
七月二十一日　今天，又好像回到原點，重新修復。
輸血真的很可怕，那個抗過敏的針劑一下針，我完全無法睜眼，手也動不了，但輸血到後面，發燒到40℃！Σ（O_O）。
我說：「我是不是人生功課真的做完了？」
我妹說：「那天我以為是妳人生最後一天。」
最後，雖然過程很漫長，但總會看到出口，謝謝提供給我大襯衫的親人朋友。

天還要多久才會亮

之前是痛到睡不好，現在不僅是睡不好，連胃也脹到吃不下。面對這些不適感，只能有什麼症狀，就開什麼藥物緩解，實在體會到「好不起來，又死不了」的痛苦。

發燒、吃不下、疼痛、睡不好、傷口滲血水的狀況反覆發生，讓平時可以樂觀看待一切的小肺人承受不了，她常常一開口講話，眼淚也跟著掉下來。小肺人知道自己這樣會撐不過去，決定請護理師轉介心理師，她想透過專業人員的建議，知道自己在這樣的過程中，還可以怎麼辦。

一點點曙光

七月二十三日這一晚，因小肺人躺著就不舒服，只能坐著入睡。隔天內科醫師來巡房，告知從今天開始會讓小肺人投十二至十八個月ＮＴＭ的藥。醫師認為肺一直破、傷口一直好不了，和ＮＴＭ細菌有關。

要消滅ＮＴＭ細菌，傷口才有機會癒合；需得不再滲血水，才能代表肺沒再破洞。這些層層關卡守住了，肺才有機會膨脹，才能拔掉胸管。

醫師同時也告知ＮＴＭ的藥會有些副作用，不過這些副作用是否出現，會因人而異。至於ＮＴＭ的藥究竟有多少副作用呢？首先，它對心臟會有影響，需要靠心電圖確認；再來對肝、腎也可能有影響，需要抽血確認；也可能造成聽力影響，會有耳鳴、暈眩感；此外，眼睛對顏色可能也有變化，而尿液也會呈現橘紅色。

即便知道ＮＴＭ的藥很毒，小肺人仍願意試一試，因為只有把細菌殺死，才有機會好好的活著，畢竟有試才會有機會。

另外，醫師也告知目前胸管引流出來的組織液仍然有細菌。只是細菌是否都是ＮＴＭ，還需要培養，或許得再住院一段時間。

因小肺人好幾天都無法躺下，與醫師討論後，七月二十五日這天重開洞插管了，期盼能因此躺著好好睡覺。

儘管前幾天肚子脹、胃食道逆流又復發，目前體重更只剩三十九點五公斤，不過營養師、心理師、內科醫師都來會診了，多管齊下，讓小肺人覺得有一絲曙光。

ＮＴＭ藥物副作用發威

在投藥三天後，小肺人胃脹的狀況遲遲沒有改善，甚至在七月二十七日的凌晨四點，胃脹到無法繼續睡而起床，連水都喝不下，此外還拉肚子三次，胸口也覺得越來越悶。詢問後才知道胃脹、拉肚子可能都是NTM藥物的副作用，確定是藥物副作用也就安心不少，就讓身體去習慣、適應。

小肺人的話

今天動態回顧出現這段話很有感觸：「因為未來的那個你會謝謝現在一直堅持不放棄的自己！」

接下來這關，看來是用眼淚渡過的，因為殺死細菌NTM的藥物副作用強大，剛開始不知道還會跟醫師、護理師發火，我的胃非常脹，腸好空，但卻完全吃不下東西、(#`Д´)/，聽到多少要吃一點會大翻白眼。

願上帝憐憫，讓我能好好適應、好好撐下去。

為出院做準備

投了六天的藥，七月二十九日外科醫師覺得小肺人目前狀況算是暫時穩定，或許轉換一下空間、環境，對病情會有幫助，於是建議小肺人可以考慮帶管出院。

這次，小肺人沒太多意見，配合著醫師的吩咐購買出院後的醫療物品。多數耗材容易買到，但替代胸瓶的胸管單向引流閥（Heimlich valve - Single Valve For thoracic Drainage），除了價格不便宜，甚至連在醫院駐點的醫療用品店都沒賣，妹妹只能依護理師的建議，到指定的醫療器材行買。因擔心更換後會不適應，於是在七月三十日東西備妥後，就將胸瓶改成胸袋，觀察身體是否有不適應的狀況。

胸瓶換成胸管單向引流閥後，傷口不再滲血水了，胸悶的狀況也改善不少，外科醫師評估再一、兩週應可出院。小肺人開始聯繫、準備出院的必需品，此時，大家也鼓勵她出院轉換環境。但因小肺人上次出院沒幾天就又進醫院，這次她內心很想在醫院等狀況好一些之後再回家。

然而，八月二日小肺人突然有想回家的念頭了。她希望自己回家後也是舒適、穩定的，於是更積極的打點一切。拜託了家裡附近的美髮店阿姨幫忙煮餐食，也下訂了監視器、醫療耗材，租借氧氣機等等，也請妹妹每天協助換藥及擦澡。

因這段時間小肺人每天晚上都得靠止痛針才有辦法睡著，但出院後只能吃止痛藥，於是八月六日——出院的前一天，小肺人決定不打止痛針，想試試看只靠止痛藥晚上是否能入睡。

八月七日妹妹到醫院學習換藥的程序，也順利的幫小肺人辦理出院手續。這一天下著大雨，幸好小肺人的朋友開車接送，總算結束了這長達七十天的住院。

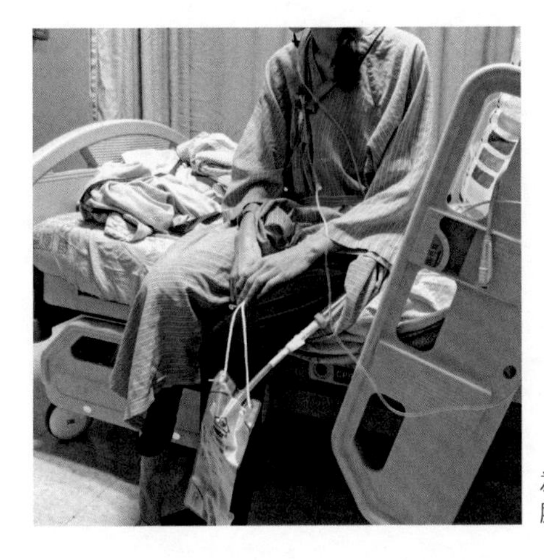

為帶管出院做準備，從胸瓶換成胸管單向引流閥，輕便許多

小肺人的話

愛與勇氣，我先「帶管」出院了！

整整七十天就像奇幻之旅，乘載著不同的樣貌，對於生活觀和價值觀想必會有不同的看法。

謝謝這陣子不斷關心打氣的你們；謝謝這些日子前來幫助的朋友們；謝謝每天提名代禱的眾小天使們；謝謝時時細心照顧的醫師和護理師們，真的真的真的辛苦了。

我和8B護理師們有著深厚的感情，沒辦法痊癒出院，我們都有小小遺憾。不要擔心，我會繼續加油努力，管子拔掉的那天，會讓大家知道這好消息(•ω•)b。

最感謝我妹，這七十天不知妳怎麼熬的，姐姐已把出院前置預備好，妳可以好好休息了。

第八章

攻其不備是決勝關鍵

意外的插曲，有時候反而成為過關的關鍵

返家後的新生活

返家當天，小肺人順利睡到隔天十點多才起床。只是家裡的床不像醫院病床可以調整高度，平躺很痛，起身也不那麼方便，於是開始思考該如何讓自己睡得更舒服。

小肺人從醫院回家的生活重複著拉肚子（一天至少三次）、吃東西（一天吃六次）、換藥、吃藥。現在活動一下就會喘，過去的動作快速已成了追憶。除了不好入睡外，有時候半夜也會起來個兩、三次，無法一覺到天亮，睡眠品質很好也成了追憶。

因此次的換藥並不困難，姐妹倆的共同朋友中，其中有兩位很情義相挺，也顧念妹妹的辛苦，於是和妹妹輪班幫小肺人換藥、擦澡。

八月九日小肺人已可外出，但因為會喘，所以走路速度慢，常常走不到五分鐘就需要休息一下。八月十日那天，小肺人喘的感覺又變得更明顯了。八月二十日這週開始，每天傍晚小肺人就會微微的發燒，這狀況難免讓她有些緊張，不過幸好到了晚上體溫會降下來。由於並沒有其他的不舒服症狀，所以繼續觀察。

小肺人返家之後，很認真的吃、盡力的吃，但八月二十八日這天，體重卻降到只剩三十六點一公斤，比開刀時還要輕。這像極了體溫的公斤數，讓她很崩潰。

小肺人的話

中場休息滿三個月，我從來沒想過這個刀這麼精彩，就像一陣狂風來，頭髮黏在臉上撥開又再來，但風總會停，心境總會改變，眼前一切回頭看好像也沒這麼難。回到家一切都很好，只是天天都失眠，有可能醫院住太久，家裡床太大還在適應。

再來就是心理因素，突然沒了安全感，所以住院住久了都希望回家設備要長得跟醫院一樣，這真的不是沒有原因的。

我確定一件事，我自己有辦法自主生活，除了每天到大樓走廊散步喘氣刺激肺部外，天天還有換藥部隊輪流來訪，對巷有個阿姨天天會燉湯來，只是期間回診之餘我還是去了次急診，肺的空氣消失和藥物副作用暫時無解，但總是會等到撥雲見日的那一天啊！

生了病，才發現有病友真好

小肺人在住院期間，不論是住院醫師、護理師、看護，幾乎沒人聽過NTM，更不要說有實際照顧NTM患者的經驗。頂多是幾年前曾耳聞罷了，所以大家都是憑著「這種狀況和什麼很像，姑且試試看」的精神在照顧小肺人，而試了之後會如何？沒人有把握。

從護理師的經驗分享中，都是癒後狀況不好的，有失明的、有失聰的，而網路上也很難找到同樣疾病的病友經驗分享。這讓小肺人內心產生了孤獨感，暗自決定如果將來能好起來，一定要做些什麼，至少讓相同疾病的人在過程中知道已有前輩走過，能帶著盼望堅持下去。

小肺人九月初無意間在網路上看見一位同為NTM患者——張淳淳的經驗分享。從她的分享中，知道這個病的狀況就是「傷口癒合力不好、一直瘦、一直拉肚子」。看見罹患同樣疾病，且戰勝病魔的人現身說法，帶給小肺人不小的信心與力量，她相信自己也會走到復原的那一天。

於是，小肺人有了想在臉書成立粉絲專頁的念頭。除了自己的樂觀、開朗的性格能帶給人一絲盼望外，更期待能在這當中找到病友，彼此一起互相勉勵、加油打氣的走下去。因為唯有罹患同疾病的人，才能真正體會當中的各種辛酸。

小肺人的話

是不是太久沒更新，好多人私敲問我最近如何？差不多啦！管子還在，但發炎指數有下降，進步好慢。

這篇跟大家聊聊生病的人絕大多數會很玻璃心，這是真的，尤其那個人努力得半死，還聽到「你沒想像堅強、正向」、「你給自己壓力大、想太多」、「你的狀況也還好，癌症的人都比你辛苦很多」，這個我真的要為所有病友們發聲一下，每個生病的人都有他們無奈辛苦的治療過程，如果你沒從頭陪著他們如何迎戰和奮戰，請不要說出這樣的話，這不是激勵，是二次傷害（#〉〈）。

平靜面對第四次開刀

九月九日是小肺人出院後的第一次回診。出院後能這樣安然渡過一個月，讓小肺人的心情更加平穩，也更有信心。

外科醫師見她復原得不錯，告訴她需要再開一次刀。門診結束後，研究員也告訴小肺人，現在狀況算是穩定，開刀應該會有幫助。第四次手術安排在九月二十八日進行。

這次小肺人的心情沒有受到太大影響，或許是之前有太多次經驗；也或許是最難熬的日子都熬過來了，所以當下可以坦然面對。小肺人真心期待這一切能盡快結束，也相信這一切會漸漸的好轉。

開刀前還是要來個小插曲

距離第四次開刀不到一個月時間，原以為可以這樣平順的渡過，熟料，九月十二日小肺人又開始胸悶，即便平躺也無法改善，直到九月十八日已完全吃不下東西。妹妹陪小肺人掛急診，期待能提前開刀。

到了醫院，小肺人照了X光，確定目前氣胸嚴重，但因為一直插著胸管，所以不會有生命危險，然而需要留院觀察。因此，小肺人在急診室走道渡過一夜，此外，也確定開刀無法提前進行。

隔天醫師想留取新鮮的組織液來化驗是否有其他細菌，但因組織液流的速度很緩慢，有可能一整天仍無法累積足夠的量。經與醫師討論後，醫師同意小肺人返家留取，於是辦理了出院。

想不到返家後，組織液沒順著管子流下來，反而不斷從傷口四周滲出。即使小肺人再怎麼不舒服，也只能撐著換紗布，換完再回去躺。這週除了用餐、上廁所需要起床進行，其他時間多半躺在床上，內心只能期待開刀那一天盡快來到。

二小時的旅館休息

九月二十七日這天，姐妹倆依照住院前的提醒事項，早上就抵達醫院報到，辦理住院手續時才得知下午才有病房。但是這週小肺人只要不躺著，就感覺快窒息，在這樣極度不舒服的狀況下，實在沒辦法等到下午。妹妹向急診的護理人員說明狀況，期盼能借張空床讓小肺人暫時躺下，然而因為目前都滿床，實在無空床可提供，這讓妹妹焦急不已。

雖然小肺人表面說「沒關係，忍忍就好」，但妹妹知道她是硬撐。過一下子，妹妹靈光乍現，想到醫院附近有不少旅館，或許旅館有提供休息二小時的房間。上網查詢後，確實有符合需求且價格合理的旅館，妹妹二話不說立刻下訂，並帶著小肺人搭計程車前往。

小肺人一到房間立刻躺下，總算得救了！妹妹則外出張羅飯食。就這樣悠閒舒服的等到醫院的來電通知。

第四次開刀——出乎意料

九月二十八日小肺人進行第四次開刀，這次手術名稱和第二、三次一樣，都是剝皮術。開刀前，外科醫師提醒這次洞口會開大一點，姐妹倆已做好萬全準備，畢竟一年內開這麼多次刀，不論是「被開刀」的，還是「等開刀」的，都堪稱是老手等級了。

小肺人十二點多進去手術室，妹妹相當悠哉的在手術室外等候，一如往常看著書、打著手遊，小肺人的朋友依舊幫忙張羅妹妹的餐食。約下午兩點多，手術室的門打開，一位護理師出來喊著「謝子瑩的家屬在嗎？」

妹妹心頭一驚，心裡想：「如果到恢復室，是從另一個門喊才對，而且才剛開沒多久，是怎麼了嗎？」一邊納悶，一邊快步上前確認狀況。護理師說：「謝子瑩需要更改手術名稱及方式，稍後醫師會親自說明。」

這是妹妹第一次遇到手術中突然更改手術名稱的事，內心難免有些擔心，詢問之後得知目前手術都很順利，妹妹才稍微寬心。

不一會兒，護理師又再次呼喚「謝子瑩的家屬在嗎？」妹妹心想：「不是醫師要來說明？怎麼一樣是護理師？」雖滿腦子問號，但仍舊走向前。護理師說：「我現在要帶妳進去開刀房，醫師要直接在開刀房跟妳解釋。」於是，拿了一套隔離衣，妹妹包好頭、腳後，往裡頭走去。

「酷耶！竟然可以進開刀房。」妹妹心中暗自竊喜，並感謝小肺人送給自己的這份大禮。嘴角不自覺的向上揚，內心興奮不已。

妹妹和護理師走進開刀房後，發現真的如同電視、電影那般的情景，一切太真實、太不可思議。妹妹一心只想著要到手術台旁看仔細一點，外科醫師立刻出聲阻止，請妹妹退後一點看上方的螢幕就行。

外科醫師拿著水柱在小肺人的胸腔慢慢沖洗，然水沖的地方一直有泡泡冒出。外科醫師解釋：「她本身肺的結構不好，之前縫合的傷口都沒癒合，愈補愈爛，這些都是洞，不斷有空氣出來，才會有這麼多的泡泡。如果再用過往的方式補，結果可能還是一樣。」

「那怎麼辦？」妹妹問。外科醫師接著說：「現在考慮把手術改成open window（開窗手術）。就是把背開一個洞，靠紗布去吸收組織液，不用再插胸管，但要每天更換紗布持續半年。如果這個方法還是不行，那真的沒有辦法了。」

「所以意思是有個開放性的傷口，然後要住院半年？」妹妹問。

「不用住到半年，穩定後就可以回家，只是需要每天回醫院換藥。」醫師解釋。

妹妹想了想，胸管一直讓小肺人很不舒服，能拿掉當然好，而且這是最後一步了，好像沒有理由不試試看。至於換藥的問題，等到時候發生了再說吧！於是同意醫師更換手術名稱。

到了下午四點多，小肺人回到普通病房。身上少了管子，真是舒服不少，呼吸也順暢了，只是背部的傷口塞了紗布，仍是相當痛。而此時小肺人還相當昏沉，不太清楚她的背開了一個洞。

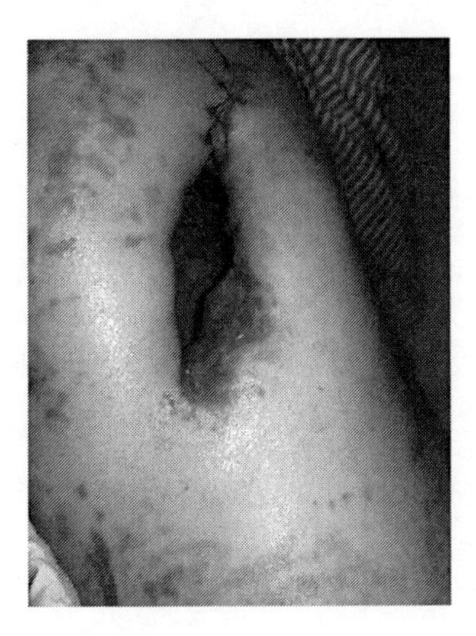

開窗手術，臨時更換的手術名稱，讓小肺人的背部開了個洞

小肺人的話

聽說手術當天醫師是請我妹直接進手術房解釋，很幸運的，我妹還敢看這麼真實的劇情；很幸運的，醫師答應我要拔掉管子成真（・ω・）b。

我現在身上改成一個Open Window，就是一個手掌可以放進去的洞（洞沒縫），裡面放得進去六條口水巾紗布，一天需換三次紗布，先暫時在醫院好好照顧。我沒有清創過不知道痛感是不是相同，但我只知道，這半年我會好好努力，早早痊癒。

第九章

為了戰勝，只好拚了

傻與無知，有時候也是一種幸福

與胸管交接的新朋友——背部那個洞

小肺人清醒後才知道自己的背有一個開放性的傷口，而這個傷口裡頭塞了六條像口水巾一樣大的紗布，這讓小肺人有點錯愕。聽妹妹描述了當天的過程，小肺人只慶幸還好不是由她自己來做決定。現在沒有胸管，不用推胸瓶，行動自如很多。雖說目前一天要換三次藥，每次都要經歷紗布拉出來，再塞新的進去的怪異感，不過呼吸順暢、行動方便，讓她快活不少，而體重總算恢復到三十九公斤。

這次的傷口換藥，需由醫師更換，護理師在旁協助。只是隨著現代醫學的進步，這樣的開放性傷口已經少見，所以多數的住院醫師都沒幫這種傷口換過藥，且住院醫師是輪值的，所以換藥對於住院醫師和小肺人來說，都是一個挑戰。

曾經遇過紗布沒綁，用手電筒在傷口裡頭找紗布的；也有因為清潔傷口的力道不對，讓小肺人咳不停的；也有因紗布太乾，以致紗布和表皮稍微黏住，拉起來就滲血的；也有紗布太濕，造成覆蓋在傷口外面的紗布很快就濕透的；也有塞的位置沒喬好，導致六條紗布無法順利塞進去的。著實是一個很複雜、不容易的換藥過程。

歷經了幾天，小肺人以為換藥的疼痛程度差不多便是如此，覺得勉強可以接受，但殊不知十月二日開始，換藥時明顯感受到疼痛難耐。換藥時間十五分鐘，但會持續劇痛一小時，也得靠止痛藥來止痛。幸好從十月四日開始，換藥次數從一天三次變成兩次。

同時，也捎來了一個好消息。這次開刀取到的組織液，化驗已經沒有NTM細菌了，代表藥物發揮了功效。這讓小肺人思考：如果投藥之後再安排開刀，是不是有些過程可以不用經歷？不過這細菌真的太詭變，當時沒動刀，說不定還活不到現在呢！

小肺人的話

今天開始清創改成一天兩次，太開心了，清創還真的會痛，我見識到了（×﹏×）。

聽到換藥車輪子的聲音，會想讓時間停止，我的紗布是一塊打結一塊，抽出來時碰到打結處很有感，放進去時鑷子狂塞很有感，但最有感的，莫過於拿棉棒清傷口，還要用手電筒打光才看得到深處。

住院醫師負責清，護理師就試圖跟我聊天分心，雖然我沒尖叫也沒掉淚，只偶爾冒冷汗，但說真的我不想聊天啊！

護理長今天來，看了紗布一條條抽出來後，就說：我是她看過很勇敢的病人，因為很多女生遇到這樣就選擇結束人生了，真心謝謝有你們不斷打氣，我才有勇氣堅持下去。

一種回娘家的溫馨

小肺人算是個好照顧、能忍痛、配合度高的病人，加上之前長時間住院，因此病房的護理師們都認識她。第四次開刀住院，和過去樓層相同，有種回娘家的溫馨感。剛到病房安頓好後，就有護理師特地進來加油打氣，一點都沒有醫院給人的冷冰感。

此外，更巧妙的是，某天妹妹等電梯要回家時，在電梯口巧遇過去照顧小肺人的看護。看護對妹妹說：「妳姐姐帶著胸管出院，一定需要再進來處理，所以我時常問打掃的大哥，最近有沒有看到妳姐姐再住院。想不到今天竟然在電梯口遇到妳。」看護要了小肺人的病房號碼，表示會再找時間去探望她，讓妹妹心頭覺得非常暖。

某天，駐點在醫院地下室的美髮店阿姨，突然到病房探望小肺人。小肺人又驚又喜，詢問阿姨怎麼知道她再次住院？阿姨說：「最近我到病房幫病人洗頭，那床的看護剛好是過去照顧妳的那位，她跟我說妳回來住院了，我就趕快來看妳一下。」阿姨握著小肺人的手，這樣的溫暖，真的無比感動。

為著出院做準備

這次開完刀的恢復比前幾次都好，足以看見細菌存在與否，真實的影響傷口恢復。經與外科醫師討論後，醫師同意讓妹妹學習如何換藥，之後可以直接在家裡幫忙換。但因妹妹一天只能幫小肺人換一次藥，外科醫師也同意等到小肺人一天換一次藥時再出院。

十月十日妹妹開始學習換藥。這次換藥需要無菌，程序變得比較複雜，從學習怎麼戴無菌手套開始，再來是鑷子要用什麼角度進入。妹妹借了耗材回家練習，之後妹妹每天到醫院時，就由她來幫小肺人換藥，而護理師在旁指導，直到熟練為止。

十月十七日改成一天換藥一次，但小肺人又開始發燒了。於是與外科醫師商量後，暫時調整成一天換藥兩次。

小肺人從十月二十二日開始練習爬樓梯來訓練肺活量，而體重也上升到四字頭。

在一切都慢慢的好轉時，十月二十九日得知一個略為驚訝的消息——原以為換藥半年把傷口縫合就沒問題，想不到背上傷口會需要拿自己身體其他部位的肌肉去填補，而填補傷口的手術，將交由整形外科醫師來評估。這消息還真是出乎意料之外，原來走到痊癒，還有一個難關等著過。

十一月二日外科醫師來巡房，看見小肺人的狀況尚屬穩定，預告若無變化，最慢十一月中就能出院。姐妹倆聽到這事，喜憂參半。喜的是，妹妹換藥技術真的不錯，換藥過程可以讓小肺人舒服不少；憂的是，十一月底妹妹有數天不在國內，小肺人還是得問問住家附近醫院是否能協助換藥。此外，這次有個更難買的耗材——顯影紗，這需要直接和工廠訂貨，且一次數量至少要一箱，還真是個考驗數學的時刻。

十一月八日小肺人體重來到開刀後最重的一刻──四十一公斤，真是值得慶賀。

小肺人的話

這週改成一天清創一次，這表示我離出院的時間不遠了！

為了讓我們可以安心居家照顧傷口，這幾天和醫師們不斷嘗試換藥SOP標準，紗布塞幾塊合理、食鹽水幾毫升最好的這些事。

我第一次看到傷口是清創一週後，護理師說「這一輩子應該不會再有這樣的記號」，就拿了手機拍了，我瞇眼看了差點吐了，快速傳給我妹儲存。

我親愛的妹妹真的讓我感到佩服，除了敢目視9 cm＊2 cm＊深10至15 cm的傷口外，還要做換藥過程及無菌的學習，護理師和醫師對她第一次換藥就上手，給予極強大的肯定，我們還鼓勵她要不要唸個學士後醫，我妹沒當外科醫師是否太可惜。

返家後的換藥挑戰

小肺人在十一月九日出院了。出院後最大的挑戰就是換藥這件事，而在家裡要打造一個無菌環境並非容易事，即便再怎麼注意，也只能達到減菌的狀態。以下和大家分享一下換藥流程。

首先，在換藥前兩個小時，小肺人得把彎盆和鑷子放進鍋子裡（這鍋子必須是全新的，只能拿來煮水，不能作為他用），把水加到高過彎盆的高度，蓋上蓋子煮沸，煮沸後將瓦斯轉成小火，再滾十五分鐘才能關上瓦斯等待冷卻。

因小肺人背部的傷口很深，沒有光源無法看清楚傷口裡是否乾淨。所以妹妹抵達、雙手洗淨後，需先將手電筒架好，再戴上一般醫療用手套，拆開覆蓋的紗布，拉出所有顯影紗。此時需觀察顯影紗的顏色及聞味道，看是否有腐肉味。接著再打開大棉棒包裝，倒入生理食鹽水，用沾濕的大棉棒伸進傷口裡清潔。

清潔完畢後，扭開數瓶當天需使用的生理食鹽水瓶蓋，接著取一包內裝十條顯影紗的顯影紗包，將包裝撕開備用。

戴好右手的無菌手套，以還沒戴無菌手套的左手將鍋蓋打開，用右手伸進水裡把彎盆和鑷子取出。將它們擺放好後，再用左手把生理食鹽水倒進彎盆中，此時才將左手的無菌手套穿戴好。

穿戴好手套的雙手，取出六條顯影紗，將其放在包著無菌手套的紙包裝上，六條顯影紗開始一條一條的打結接好，再放進彎盆沾濕微擰乾至不會滴水，左手拿著略為摺疊整理好的顯影紗，右手則拿著鑷子，夾住顯影紗的一端，開始往傷口裡塞。

塞的時候一定要注意，顯影紗不能碰到身體的皮膚，需要直接進入傷口裡，且盡可能的從傷口最裡頭開始塞，因為若外側先塞滿了，剩餘的紗布就很難塞進去。紗布一旦進入傷口裡，就不能再拉出來重塞，所以真的很考驗技術。

所有紗布進去後，要將最後一條顯影的標示放在傷口外，方便下次換藥時可直接拉出所有顯影紗。

塞完後將剩下的四條顯影紗覆蓋在傷口最上方，然而因皮膚長期貼膠布，即便已經使用抗過敏的膠布，仍舊感到奇癢無比，因此需要先擦藥膏，再貼上膠布，以舒緩皮膚癢的程度。這樣的過程，需花上三十分鐘。

上述的程序，從二〇一九年十一月九日開始，一直持續到二〇二〇年四月五日填補傷口的前一天。這期間總共用掉了兩百四十三塊顯影紗布包、兩百五十五包滅菌棉棒、兩百四十三雙無菌手套、兩百四十三片酒精棉片、八百六十四瓶生理食鹽水、十九捲優肌絆膠帶，頗為驚人。

難以接受的事實

小肺人十二月十八日到整形外科門診，與醫師確認填補傷口事宜，醫師說：「妳背上的這個傷口不小，肺破洞也不會因為清創就自己癒合，裡外的傷口都需要修復，所以得拿大腿的一條肌

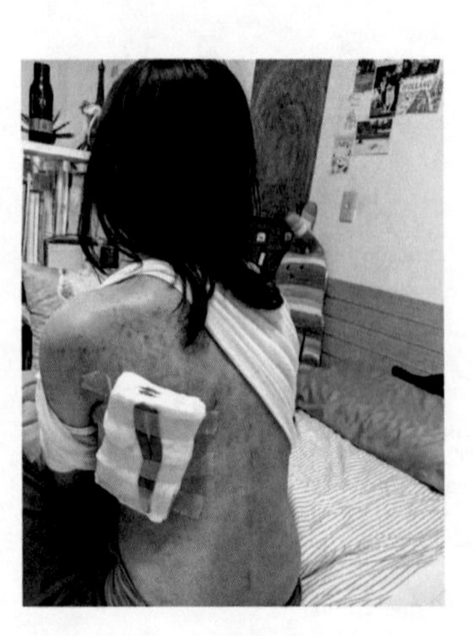

換完藥的樣子，每次換藥都需要用到許多耗材與時間，感謝辛苦的妹妹

肉來補，這可能會影響腿部百分之三十五的功能。」

小肺人聽完太震驚，請醫師想想是不是有其他辦法。醫師拉了拉傷口的兩側，告訴她真的需要用腿的肌肉，小肺人難過到不知道還能問什麼問題。開這個洞並非預期，以為困擾的只是換藥，想不到填補傷口還會造成身體其他部位的損傷，真是晴天霹靂。她的心情大受影響，不知道怎麼開口告訴別人這件連她自己都沒有辦法面對的事。

妹妹聽小肺人說完，知道她很難獨自承受這件事，更不用說要把術後的狀況問仔細，因此妹妹決定填補傷口前的每次回診，都盡可能的請假陪同。相信把能想到的先問清楚，後續也能有充分的預備。

第二次回診妹妹陪同小肺人前往，得知即便保留一部分的肌肉也沒有功能，因此會取走大腿一整條的股外側肌。肌肉被取出後，是不會再長的，小肺人的左腳功能一定會受到影響。

醫師又說：「手術後，可以靠復健讓走路盡量正常，但上下樓梯一定會有感覺。」

這段時間，姐妹倆不停詢問身邊懂肌肉構造的朋友們，漸漸有了心理準備，小肺人也慢慢接受這個很不想面對的事實。

小肺人的話

在一個月前醫師突然幫我掛整外（整形外科）的醫師，要評估後續進行封洞的狀況。

我記得，整外的醫師把紗布全抽出來後，跟我說：「要拿左腿的肌肉補喔！而且拿的數量不小，會影響走路。」但我說：「胸外的醫師說背拉一拉就可以了。」整外醫師又說：「不行，妳這個洞太大又太深，背肌不夠。」

那天，我忘了我怎麼回到家的，我只知道一出診間，我就狂掉淚（T_T），一直哭一直哭，大概三天內想到都在哭。

兩週後，我比較能接受，但想到引以為傲的腿要變得不一樣，又哭了。

某夜，我跟上帝講了一段話，「我真的真的好想要有神奇的事在我身上，我可以理解，我能好好的活著，已經很恩典了，但我自私到實在不想面對腿瘸的事。」

填補傷口前的生活

小肺人在二〇二〇年二月四日開始，一週會有三個半天回公司辦公，處理一些公事，也觀察自己的身體是否能負荷。

其次，小肺人也開始為著曾許下的承諾做準備，於三月二十日成立了臉書粉絲專頁——小肺人的半肺人生。裡頭除了紀錄疾病的過程外，也期待透過和網友們的互動，能在自己填補傷口後，鼓勵自己繼續勇敢的堅持下去，好好的復健，讓身體機能發揮到最佳的程度。

再來，小肺人認為她從低谷走到現在，信仰確實帶給她很大力量。她希望自己這段生病的歷程，能鼓勵其他正在低谷中的人，於是她將自己這段生病的歷程寫下，於三月二十九日投稿到《耕心週刊》。

此外，還有一件值得慶賀的消息。在第五次開刀前，小肺人的體重來到了四十三點二公斤。

小肺人的話

最近的生活常常在告別，最捨不得的大概就是我的左大腿。

因為肺的清創已達半年之久，背後開的洞在兩週後就會手術關掉，但會拿大腿的肌肉補洞，還要把大腿的血管接到背上，組織才不會壞死，風險不明，但這次手術過程十分繁瑣。

會不會怕？怕慘了，這刀要開一天，但怕也要開啊！(>﹏<。)

其實只要想到都還是會哭，因為，這左大腿明明是好的啊！為了我的肺就必須犧牲和取捨，想著想著，有點對不起他了。

謝謝我的腿兒，人生上半場這麼美過了，腿兒放心，我有眼神交會主任幫忙縫漂亮一點；腿兒放心，我會努力復健讓你重新站起來！

原來，比想像的還不簡單

三月十一日整形外科醫師看過傷口之後，覺得可以進行填補了，決定四月六日進行手術。

醫師解釋手術的過程，手術時會把大腿的股外側肌取出，除了拿部分的肌肉去填補傷口外，主要是會取下大腿肌肉裡的血管，將血管接到腋下。如此一來，填補進去的肌肉有了血管才能活著，所以是個相當精細的手術。初估手術時間需要八至十小時，手術後，也需躺在床上一週不能下床。

登愣！姐妹倆聽完都傻眼，除了吃、喝、睡覺在床上，連拉撒也要在床上進行！小肺人開這麼多次刀，除了導尿在床上進行外，從沒包過尿布，也沒在床上排便過，這要怎麼適應？

小肺人的話

很多人私底下還是問我能不能捐肉一事，實在讓我很感動。

我在還沒開這個洞之前，肺除了氣胸還有膿胸，雖然插著胸管維持生命跡象，但X光的影像就是肺浸潤，說實在當時看到那種景象不是擔心，是絕望。

背上開洞的那次手術後，我其實是開心的，肺很破，但空氣真的有個出口，

我可以大口呼吸，覺得舒爽！（・（・）

當時因為清創也住院好長的時間，期間護理長非常照顧我，某次聊天中，她說我很勇敢，又說「曾經有年輕女生開了類似手術後就結束生命了。」我當時心裡只想「還好吧！幹嘛這樣就走了。」因為，我並不曉得清創結束後是要拿大腿補，以為把洞拿針縫起來就結束這回合，護理長意識到我根本不知道後續，鼓勵我一定要這樣勇敢和繼續樂觀，直到出院，我都不知道劇情是這麼發展。

無知勇闖反而是一種福氣，敬人生的各個階段，敬可愛的每一天。

第十章

勝利號角響起

不論有多艱辛，只要反覆的練習，一定可以發現自己的進步

面對第五次開刀——游離皮瓣重建手術

四月五日一早，姐妹倆一如往常的相約前往醫院辦理住院手續，這已經是這一年來的第五次開刀，這次小肺人唯一掛心的是不知道手術後，左腳會長成什麼樣。

辦妥住院手續後，醫護人員告知病房號碼，這次是整形外科的手術，已不是在過去熟悉的樓層，及面對熟悉的護理師。姐妹倆進入病房，將東西歸位、資料填妥後，開刀團隊中的一位醫師前來說明狀況。醫師說：「明天要進行的是游離皮瓣重建手術，手術結束後，會直接送進加護病房（ＩＣＵ）觀察幾天。」

姐妹倆聽完略為愣住，這代表明天前往手

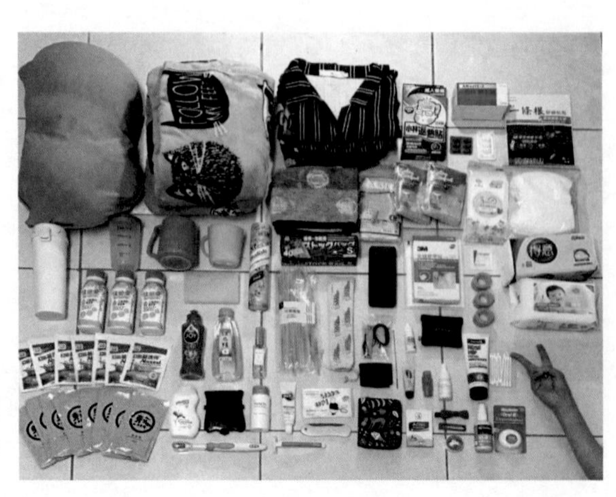

住院物品開箱圖，經歷多次住院與出院，準備物品已是駕輕就熟

術室時，也要一併清空病房、帶走行李。小肺人開刀這麼多次，還沒住過加護病房。醫師交待完注意事項後，姐妹倆又開始討論哪些東西要由妹妹先帶回家。畢竟此時正是疫情期間，手術室外只能有一名家屬等候，行李能少盡量少。

小肺人的話

昨晚，我還有點逃避。現在，總算躺在這面對了。

做完了一連串的檢查，被扎了四針後，血管一直破，總算拜託全院最會找血管的護理師來，還畫了個笑臉送我。>(>。。

手術團隊的醫師來了，對於手術的解釋蠻清楚的，「游離皮瓣重建」是手術名稱，坦白說，算是一個大手術，因此，已經決定術後直接進ＩＣＵ觀察，我們看著這一堆行李，笑哭了。

動用所有小天使們為我祈禱，我血小板濃度雖過高，但不影響血液的順暢度，不會造成栓塞或阻塞，否則開刀後若因栓塞再次動刀，我一定爆哭。

進加護病房

四月六日早上七點半小肺人進手術室，直到下午五點手術才結束，手術時間長達十小時。手術室門一打開，護理人員喊著：「謝子瑩的家屬在嗎？我們要進加護病房了。」妹妹立即起身，拖著一個登機行李箱，側背一袋小肺人的枕頭、棉被，又背著一個後背包，十分狼狽的跟著。

妹妹和開刀團隊的兩位醫師搭同一部電梯，看見他們臉上、額頭上的汗水，以及蒼白的臉色，相信是個不容易的手術。妹妹向他們道謝，也感激他們的辛勞。

到了加護病房門口，醫護人員請妹妹留步等候。約莫過了一、二十分鐘，醫護人員告知可以入內看看小肺人。當時她還沒清醒，身體也是被棉被覆蓋著，所以看不出傷口的大小。護理師說明需要的物品，請妹妹依著清單下樓採買再回來。

妹妹採買回來後，小肺人稍微醒了，她看了妹妹一眼又昏睡過去。當時護理人員正好用儀器確認皮瓣狀況，一連串的咻咻聲，代表皮瓣活得很好。護理人員告知妹妹，她們會打點小肺人在加護病房的一切需求，若有什麼狀況，會再電話聯絡。因目前正值疫情嚴峻，加護病房規定不接受訪客，等到要出加護病房時會再提前通知。

妹妹將小肺人的手機等需用物品交給醫護人員後，就離開了醫院，總算可以回家好好休息幾天。

疼痛的最高境界

四月七日晚上，小肺人總算有力氣拿起手機，她告訴妹妹從昨天到今天早上痛到快死了，覺得腿就像被鋸斷一樣，即便按了自費止痛仍沒什麼改善。然而，這天因為血紅素太低，輸了兩袋血，輸血後沒有不良反應。小肺人簡單交待完自己的狀況就繼續昏睡了。

四月八日小肺人傳訊息告訴妹妹，她明天可以回普通病房，屆時妹妹要來醫院一趟。今天血紅素仍是太低，又輸了兩袋血。此外，從手術室出來後，每一小時都要被翻身一次來確認皮瓣的狀況。每每翻身，都是一種痛到最高點的煎熬。

小肺人的話

住了三天加護病房，終於回到一般病房了，而且，恢復狀況超出預期，有機會提前下床。

三天的加護病房受到VIP的照顧，從餵食、大小便、洗澡一件都沒少，這期間我手沒力氣拿起手機，麻醉過久一直昏沉，當天手術結束後，我深深的感受到我的腿被截斷了，很痛，很痛，非常的痛！連按自費止痛藥都沒太大的舒緩，我的預期也是如此，只是沒想到痛成這樣！！

但痛我還是第二天就堅持練習在床上曲腳，連護理師都說妳意志力蠻強的，每小時都要翻身一次看傷口，連續四十八小時。所以，大概都沒睡飽過，一直被叫醒，很痛翻完後，躺平又痛十分鐘才睡著，然後又被叫醒。

現在，到了一般病房，表示穩定了。

離開加護病房的生活

四月九日小肺人順利離開加護病房。在普通病房安頓好後，妹妹立刻去護理站登記看護。畢竟小肺人還需要好幾天臥床，確實要有專人照顧，也比較舒服。不過不知為何，這幾天小肺人一直拉肚子，到了普通病房，妹妹就幫忙換了七次尿布。

目前食物吃的前後都要拿去護理站稱重量並紀錄；水喝多少cc也得紀錄；換下來的尿布也需稱重做紀錄；尿袋在倒掉之前，也需要依刻度做紀錄，其實還挺忙的。

目前皮瓣仍是打開，需固定時間來確認皮瓣狀況。四月十日醫師看小肺人復原得不錯，皮瓣也活得很好，預計四月十三日進行左胸前移皮瓣手術，也就是將皮瓣縫合，未來就不需再確認皮瓣狀況，同時，也告知小肺人今天可以嘗試下床。小肺人慢慢把腳踩在地上，站起身走沒幾步，發現狀況卻不如期待，胸口引流的氣球脹了起來，這表示還有漏氣，小肺人立刻被要求回到床上繼續平躺。

聽見「漏氣」兩個字，有如魔咒一般。小肺人的淚水不停流下，認為自己盡力配合醫護人員的要求，如果這一下床，造成不可逆的結果，誰來承擔？

妹妹得知此事，中午趕緊到醫院和朋友換班，了解狀況也安撫小肺人的情緒。下午整形外科醫師主動前來說明，他告訴小肺人：「妳漏氣的問題一直都在，和妳有沒有動無關。現在決定不讓妳下床活動，主要是希望能把血管養好，讓皮瓣活好，這樣就會慢慢長肉去填補胸腔的空洞。肉長起來填補大概需要三至六個月，或許沾黏好了，剩下的肺還能有點功能。」

姐妹倆其實害怕的是氣胸問題，於是也詢問是否可能再造成氣胸。整形外科醫師回答：「妳現在已經沒有胸腔了，所以不會有氣胸問題，不用太擔心，下週一的手術還是能繼續。」

小肺人聽見「不會再有氣胸的問題」就像是魔咒被解除一般，心情立刻好起來，總算破涕為笑。下午看護來了，簡單和妹妹進行交接，並請妹妹協助採買一些小肺人會需要的物品。此時，妹妹真心覺得隔行如隔山，專業的就是不一樣。小肺人不僅被好好的餵食，還能在床上清洗屁股，妹妹即便練習包了這麼多次的尿布，仍是包得歪七扭八；而看護一包就左右對齊得剛剛好，整整齊齊，讓小肺人非常的舒服。

今天小肺人大腿的繃帶也被拆開來看傷口狀況。只是拆開再纏回去沒有當初手術後纏的緊，所以大腿的疼痛感變得更加明顯。

小肺人的話

今天終於可以下床了，喔耶！

原本被告知七天的病床服役期，提前獲得救贖，但是，下床走一圈後，我發現一咳嗽，立刻聽見胸腔發出怪聲，醫師剛好來巡房，看到這情形後，結果，我又乖乖躺回去了。新大腿初體驗：完全沒力！我全身都在抖，但踩在地上這刻是感動的。

包尿布新體驗：觸感真的太不可思議了！我自以為提前塞屁股就不會讓我妹擦屎，結果她還是足足換尿布七次，整死她了！我想，我後半輩子都要崇敬她，我們都學會了一個這輩子原本以為會學不到的技能。

以後每走一步我就會告訴自己：沒關係！我等你！

小肺人的話

明天將會做最後縫合手術，其實一轉眼七天也不知道怎麼過的，所有藥都磨成粉放進餵食滴管，剛開始躺著吃飯都難以吞嚥，打了抗生素和血管擴張劑還輸了四袋血，無數次偵測血管超音波的咻咻咻聲音，最難忘的莫過於拉了二十一次肚子。

幸好，明天縫合後，我就可以下床了。

今天是大腿第一天開箱，那一條疤足足超過三十公分，可能有縫百針之多，原來，動這麼大一刀啊！我只能說，台灣醫學真的太神奇了。

練習走路

四月十三日左胸前移皮瓣手術順利進行完畢。四月十四日小肺人開始練習下床走路。可以下床，就代表可以拔掉尿管，不用再包尿布，真是可喜可賀！

只是躺了這麼久，左腳又少了一條大肌肉，連上、下床都需要練習。加上小肺人的左背傷口連到腋下，等於左手、左腳都使不上力，就連坐在馬桶上要站起來，剛開始也是完全不行。

幸好身體會記憶每一次的練習。從原本拖著地走，漸漸的腳可以離地五公分。只是走了兩圈，隔天就全身酸痛。

申訴與否的兩難

四月十七日小肺人要去照X光，她雖能走，但步伐慢且不是很穩，從病房到檢驗室有一大段路，醫院傳送人員*多半都走很快，她確實沒有把握自己能跟上步伐，因此想坐輪椅去。但護理師認為小肺人既然能下床

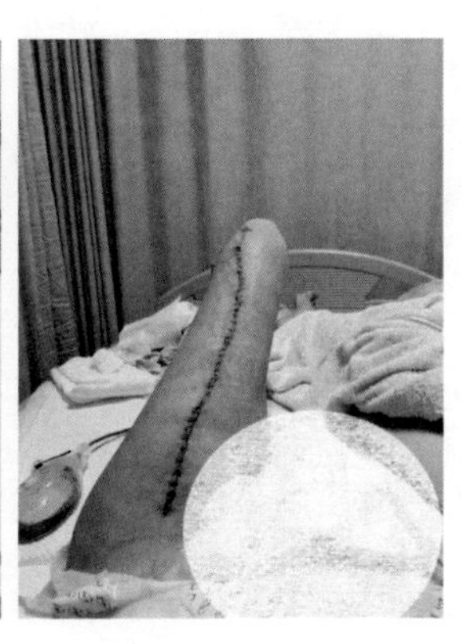

1 2

1 用完好左腿的肌肉，換來背部傷口的縫合

2 小肺人下定決心會努力復健，不枉費左腿的犧牲

* 負責協助護理人員帶住院病人至檢驗室進行檢查的人。

走動了，應該要多練習走路，而要求傳送人員不要推輪椅。小肺人只好摸著鼻子，配合護理師的要求。

結果小肺人走到X光室，因為腿軟無預警摔倒，幸好看護阿姨反應很快，用力抱住小肺人，讓小肺人跌坐在她的腳上。只是因為用了力，小肺人的腳有些拉傷。她從沒有腿軟的經驗，她被這種無預警、自己沒辦法掌控的感覺嚇壞了。連X光的檢驗師也不認同護理師讓病人在檢驗的路上練習走路的要求，因此醫院進行通報，小肺人則是從檢驗室一路哭回病房。

妹妹得知此事後，相當憤怒，當下想衝去醫院理論。小肺人趕緊勸阻，也讓看護阿姨與妹妹通話，這才知道若此時家屬去向醫院投訴，不論看護有沒有疏忽、家屬是否堅持留下看護，一定得撤換看護。

這下為難了，因為姐妹倆都很喜歡這位看護阿姨。這位看護人既溫和，又設身處地的為小肺人著想，把她弄得很乾淨、舒服，也不給壓力，讓小肺人每天心情都很愉悅。事發當下，若不是看護阿姨敏銳的反應，小肺人可能不只腿些微拉傷而已。姐妹倆實在捨不得撤換這位看護阿姨，討論後決定先嚥下這口氣。

護理師或許明白自己有處理不當之處，之後都不敢有再太多要求。同時也請物理治療師到病房教小肺人一些復健方式。慶幸這次摔倒沒造成血腫（血管壁受傷引起的內出血），這時候由衷讓人更懷念過去的8B樓層。

這天小肺人雖然受到極度驚嚇，但上帝也給了個大大的安慰——她住院前投稿的文章被刊登在《耕心週刊》。

小肺人的話

上次腿軟後，驚嚇一天，又重新練習走路了。我那一摔，還真的有點嚴重，我的髖骨有點腫，腿的引流量暴增兩倍。也不知道是不是醫院覺得自己疏失，最近對我超客氣的，也沒有問我要何時出院了。

這一摔，不得不用輔助器了，下床腳又麻又痛，一步一步這樣走，一步一步要深呼吸。

抗戰勝利，回家了！

小肺人害怕摔倒事件重演，因此走路格外小心。四月二十日開始練習物理治療師教的一些復健方式，除了可以減少再受傷機會，同時也能增加其他肌肉的肌耐力。

四月二十一日小肺人大腿長達三十四公分的傷口拆線了。醫師一針一針的剪開、拆掉，費了不少時間，拆完後也需要一條一條的重疊黏貼美容膠，這次的復原算還不錯。

四月二十二日小肺人出院了！姐妹倆搭著計程車返家，妹妹扛著所有行李，而小肺人自己拿著四腳拐杖在前面慢慢的走。妹妹用影像紀錄這一刻，真的很感動。

小肺人的話

我出院了，這麼大一刀居然比之前都住得要短，想想這次住院也有很多之前沒有的瘋狂經驗。

謝謝這十七天，開了兩次手術耗時十三個小時，輸了四袋血，縫了七十一針。謝謝你們，我的生命力如雜草般的旺盛，每一刻我都沒有想過要放棄，所以，我會繼續，希望你們也是。

這段日子的豐功偉業

到這裡，小肺人的開刀人生總算暫時告一段落。回顧一下二〇一九年五月至二〇二〇年四月，總共動了六次手術，取得了四張診斷證明，在醫院住了一百三十八天。期間經歷了胸腔外科、胸腔內科、整形外科醫師來會診；也有心理師、營養師、物理治療師的指導；還有三位看護的照顧。除了小肺人自己很努力，也很謝謝醫療團隊的盡心盡力。從來沒想過，人生的中場，竟然會如此精彩！接下來，就是復健人生的起跑了，相信天就快開了。

或許，大家看到這裡，會覺得一切的過程太可怕，認為不要輕易接受醫師的建議或安排。其實醫師有一定的專業及經驗，有時候不接受醫師建議，反而會造成病情的延誤，等病情惡化再來處理時反而更為棘手。因此在決定前，可以與醫師確認處理與否的利弊得失，但千萬不要有鴕鳥心態放著不管喔！要相信人都有一定的韌性，小肺人和妹妹若沒有走這一遭，也不知道生命原來是可以承受這些重量的。

小肺人的4張診斷書

非結核型分枝桿菌感染	非結核型分枝桿菌感染併左側膿胸	非結核型分枝桿菌感染併左側膿胸術後
・共開立兩張診斷書 ・進行第1次、第2次、第3次手術	・進行第4次手術	・進行第5次、第6次手術

小肺人的6次手術

2019.5.18 第1次手術
・雙孔胸腔鏡左上及左下肺葉部分切除併肋膜沾黏手術

2019.6.9 第2次手術
・左側胸腔鏡肺膜剝脫手術

2019.7.13 第3次手術
・左側胸腔鏡肺膜剝脫手術合併肺臟修復手術

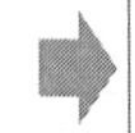

2019.9.28 第4次手術
・左側胸腔鏡肺膜剝脫手術合併開窗式胸腔引流

2020.4.6 第5次手術
・左大腿游離皮瓣重建手術

2020.4.13 第6次手術
・左胸前移皮瓣手術

第十一章

重建家園

唯一可以保證的是，當你放棄了，一切就沒有好轉的可能

多次手術的後遺症

出院後一、兩週，小肺人開始慢慢覺察自己的身體。發現左手無名指、小拇指及左半身整側都麻麻的，問了醫師得知可能是在手術時撥到神經；此外，左手上臂、左大腿外側、左邊橫膈膜那區塊，也是沒有感覺的。抓癢無感、拍打無感、撞到也無感——所以如果受傷，也會沒有感覺。

過了不久，小肺人因為牛仔褲的磨擦，使得左大腿擦破皮。她看紅紅的一塊以為是長乾癬，於是去看了皮膚科醫師。醫師說：「這個是磨擦造成的傷口，妳都不會痛嗎？」小肺人回答：「不會啊！我都沒感覺。」這些都是多次手術下的後遺症。

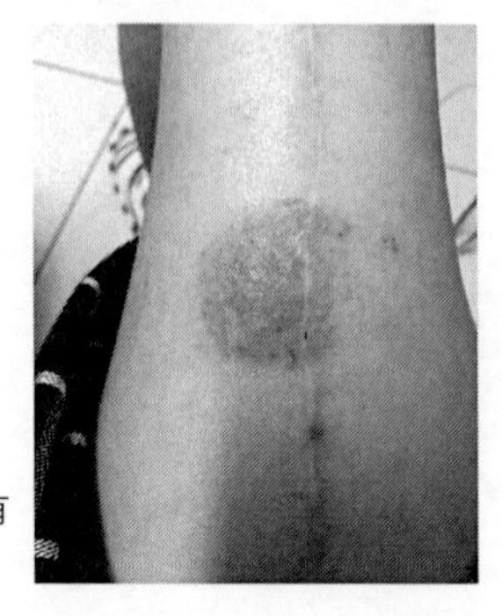

磨擦的傷口應會痛，但小肺人沒有感覺

過去太常有痛的感覺，有時覺得如果不痛該有多好，現在左半邊真的不會痛了，才發現原來痛覺是一種多麼重要的保護機制。會痛，受了傷才有感，才有警覺，才不會看見傷口，還莫名其妙不知道是什麼時候弄傷的。

最開心的事

小肺人四月二十九日回診時，背部傷口拆線了。醫師說：「今天開始就能淋浴。」聽見醫師這麼說，小肺人開心不已。因為她從二〇一九年五月十八日之後，就沒有用沐浴乳洗澡過，今天回家，總算可以好好的洗個澡。不單單如此，還可以泡SPA、按摩，可以過正常人的生活，天啊！總算等到這一天了。

少了股外側肌的復健生活

五月四日小肺人開始在家裡附近的醫院進行復健。這復健每週進行三次，至少要維持半年。方便、距離近對小肺人來說格外的重要。

想想這一切的安排實在巧妙，因為小肺人家離醫院走路不用十分鐘，而五個月前，她才搬來這裡。當時前房東告知租約期滿要賣房，請小肺人準備搬家，而上帝知道未來她需要的是復健，就先為她預備一個合適的住所。不僅是電梯大樓，還離醫院很近，不得不說上帝的設想總是比人來得周到。

復健科醫師了解小肺人的狀況後，告知要進行的復健項目有兩種類型，一種是「物理中度複雜」，包含「牽拉運動、被動性關節運動、運動治療、肌力訓練、治療性熱敷」；另一種是「職能治療中度複雜」，包含「職能治療評估、姿態訓練、日常生活訓練、上肢／小肢功能訓練、被動性關節運動」，是一對一的復健。第一次就進行了一小時，實在把小肺人累慘了。

手指爬牆壁

手指頭貼著牆壁，慢慢的往上爬，目的是要拉開腋下的筋。

圓鐵罐壓傷口

用圓鐵罐壓傷口的傷疤。

第一階段

手指爬牆壁

同前所述。

腳夾沙包拋進盒子

坐在椅子上，兩腳各綁一公斤的沙袋。用腳夾起沙包，一次夾起一個拋進盒子裡。沙包大小不一，一回合需拋約四十五顆左右的沙包。

一次復健進行三回合。

第二階段

腳夾沙包拋進盒子（中階）

盒子墊高，進行方式同第二階段第二點。

目的是要增加腳的力量和穩定度。

踏階練習

兩腳各綁一公斤沙袋，跟著節拍器上下踏階梯，一腳踏五分鐘。

目的是訓練腳的肌力和肺功能。

第三階段

小肺人的話

術後將近一個月，今天我正式成為復健小肺人。

不知道上帝是不是對我特別好，去年年底背上還開個洞就在忙搬家，巧不巧搬到醫院旁邊，一段路可能是十分鐘，我現在要花上兩倍的時間，但我終究到了(^_^)v。

復健醫師問診很細心，一年內發生的種種，我用五分鐘簡略說明。給醫師看我這些大的傷口，她說「這手術很大耶！妳精神復原得很好。」接著，又看我手機上的片子，當下，她也是驚呼連連，問說：「妳的肺去哪裡了？」後來，我拿到診斷寫得也是蠻精彩的。

我被開了兩種課程菜單，一種是物理治療，一種是職能治療，我先做了其中一項，真心覺得手快斷了！雖然一直跟物治師閒聊，還是崩潰，我實在不知道怎麼走到家的，恭喜，結束第一次復健第一回合。

學習怎麼搭公車

小肺人經過復健，知道走路時姿勢可以怎麼調整、肌肉該怎麼適應，慢慢的也能上、下一個階梯。但因為在醫院有摔倒的經驗，小肺人去遠一點的地方時，仍舊是仰賴計程車或捷運，而不敢搭公車。

妹妹看小肺人走得愈來愈穩，鼓勵她可以試試搭公車。五月十六日妹妹陪同小肺人一起搭公車。有人陪同安心了不少，一切的過程也相當順利。小肺人總算有多一種交通工具可以選擇。

小肺人五月二十一日自己搭公車出門，下車時因公車停靠位置離人行道有些距離。她看前面的乘客都是大跨步踩在人行道上，她想起自己的腳不方便，一時驚慌，不知該怎麼下去、該踩哪裡好，於是腳踩在地板上時腿又軟了一下。幸好後續有站穩沒摔倒，不過這勾起小肺人在醫院摔倒的可怕回憶。

小肺人思考該如何順利且安全的上下車。她想到可以觀察年長者上、下車的方法，發現下車時，年長者都會握緊門旁的桿子，等站穩了才放手，於是她學會了這種方式上、下公車。現在是需要向年長者看齊的時候，如此一來，搭公車就不再是個難題。

爬樓梯

在平地走得比較穩之後，小肺人開始練習爬樓梯。剛開始用右腳上階梯，左腳再跟著踩同一個階梯上，這樣的走法很順。但她怕久了變成一種習慣而改不回來，一來這樣的速度很慢；再來如果後面有人，容易造成危險。為了讓自己儘早適應左腳怪怪的感覺，她開始練習像正常人一般的上樓梯。剛開始還不習慣，就需要手用力撐住扶手，支撐著身體往上，常常爬完一層樓就全身酸痛；等到身體適應了，就可以開始一階一階的往上爬。

對小肺人來說，上樓梯比較難，因為左腳不知怎麼用力，只能自己去適應身體很怪的感覺。即便現在別人看不出來異樣，自己還是覺得怪。每爬一個階梯都很有感覺，然而「有感覺」似乎也變成正常，早已忘記爬樓梯沒有感覺是長什麼樣了。

小肺人的話

開刀結案後第五個月第一天，其實一切復原都在進度中，尤其心理層面上釋懷不少。

這陣子和很多朋友見面，其實不說也不覺得眼前這個人一年開了六次刀。目前回到正常的生活軌道後，會發現有些事、有些狀況，真的無法掌握！

任何跑起來的事就是跑不了，明明公車近在咫尺，再怎麼樣就是到不了；明明這條路到那條路是這樣的距離，突然大雨也只能淋雨；明明綠燈倒數可以選擇走陸橋或快跑過馬路，但卻只能在陸橋下等著下一次綠燈亮起。

任何左半邊皮膚癢起來的事，不管怎麼抓都抓不到癢處，皮膚就是沒有感覺，但身體裡面還是會有癢的感覺，抓也感受不到抓，劃十字也沒有感覺，連塗涼涼藥也沒感覺，這時候我就會跺跺腳或分散注意力，抓不到癢處，癢歸癢還是忍不住會笑出來。

任何蹲爬的事只能笑笑說沒事兒、沒關係。餐廳不在一樓，就要慢慢的爬；去化妝室只剩蹲的廁所時，就會回頭跟後面的人說「妳先請，我腳開過大刀，蹲的我不行」。

我們人生的路途長得都不一樣，有的人一路上風和日麗，風景不多；有的人一路上晴空萬里，但岔路很多；有的人一陣風來又一陣雨，但至少還有遮蔽；我呢？是有點平順的路上突然來了個巨石，你沒爬過去就過不去了，所以很努力的往上爬，沒想到爬上去看到了別人看不到的視野！

我現在的生活就是如此，我接受也很享受！如果你的路上黯淡無光，去找一盞燈吧！至少眼前夠亮，不至於跌得狗吃屎！

騎腳踏車

透過反覆的練習，現在小肺人走路、爬樓梯、搭公車、坐捷運都已經不是問題了。雖然無法像過去一樣正常沒有感覺，但至少生活不會受到阻礙，這已經讓她很滿足。

二〇二一年一月二十三日這天，姐妹倆去逛街。妹妹看見路旁的UBike，突發其想的說：「要不要來騎一下UBike？」小肺人是否能騎，沒人有把握。於是就先租了一台，讓小肺人在公園試騎一圈。剛開始小肺人有些怕怕的，但踩了幾下就順了，而且她發現騎腳踏車可以活動到不同的肌肉。於是從這一天開始，她又多了一項代步的選擇——騎腳踏車。

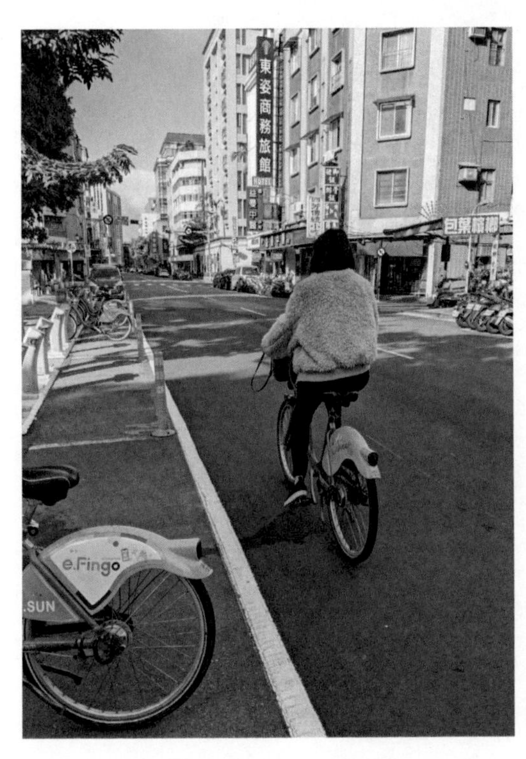

八個月認真復健後，從此多了騎車新選擇

小肺人的話

我只是很開心的想跟大家說，就在一個月前，我終於終於終於可以騎腳踏車了！

迎風飄揚我都在笑，騎腳踏車完全是訓練大腿另一個肌肉群啊！

今天是出院後第十個月，這段日子的努力都沒有白費，雖然腿的感覺還是很怪，但身體確實已經可以好好適應各種別人無法體會的怪，而好好的繼續開啟新生活、新態度，我們，一起加油！٩(^ᴗ^)۶

照顧者內心話

陪伴著練習，增加病人的信心

開刀的病人，很多時候不是出院就等於一切康復，常常需要在生活當中進行復健，像小肺人的狀況，就需從走路開始練習。過程中難免會有很多的挫折，懊惱自己怎麼不能像以前一樣。這時候照顧者在旁陪伴、信心喊話，並肯定病人的努力就顯得重要。照顧者需提醒病人慢慢來，不要急，可以鼓勵病人多動，但千萬不要催逼著病人要達到什麼程度，或責怪病人怎麼連這一點小事都沒辦法做好。因為旁人一心急，病人反而會慌了手腳，畢竟當中困難真的不是一般人能體會的。

整形外科畢業了

在復健過程中，小肺人發現她的腋下常覺得緊緊的。回整形外科門診時，詢問醫師原由。醫師看了看，表示因為重複開刀多次，難免有沾黏的狀況，而她的腋下確實有一條筋被拉住了。如果復健沒有改善，三個月之後要再開一次刀，只是即便動了手術，頂多恢復到八成，手不可能像過去一樣伸直。小肺人聽到「又要開刀」真是嚇壞了，於是下定決心要好好的復健。

小肺人不負眾望，六月十日回整形外科門診時，醫師評估若認真復健，手部功能可以恢復到百分之七十五，因此不需要再開刀，之後也改成兩個月一次門診即可。小肺人聽到不用再開刀，欣喜若狂，她真的辦到了！

二〇二一年二月二十四日回整形外科門診。門診裡的醫師、護理師聽到小肺人現在可以上下樓、可以騎腳踏車都覺得很驚奇。因為這多半是一年後才能做的事，但她在開刀後八個月就能進行。大家都稱讚她是個意志力很強、復原得很好的病人。

此外，小肺人近期胖了不少，順帶詢問醫師原因。醫師說：「過去身體裡有傷口，傷口很需要能量來復原，所以怎麼吃都不會胖。現在身體裡已經沒有傷口了，不需要這麼多的能量，自然就會胖起來，所以現在變胖是一件很自然的事。」聽見「身體裡沒有傷口了」，是多麼值得慶賀的事。

小肺人的話

近期最美好的消息就是：整外醫師說，我可以不用再開刀了！復健的成效免於再動一次鬆開疤痕的手術，終於做到了，如果再開一次手術，等於這陣子的復健通通歸零，重新有新的疤痕，再重來一次！

可想而知，燒燙傷的病患有多麼艱辛，傷口要不斷拉扯，不斷劃開，一次又一次。

這陣子職能治療教室比較熟悉，開始會和裡面的陪伴者眼神交流，大家都是同一個時段復健，久而久之就會像同班同學那樣，很多人都誤以為我是家屬，其實我不是，我在努力復健中！

我活動的角度看過去的同學中，以腦傷居多，腦中風、腦損、智力退化的很多很多，他們沒辦法聊天，沒辦法表達，甚至會失去耐心，大發脾氣。可是，看看旁邊的家屬或是看護，或許會小小不耐煩，仍然加油打氣，雖是人生百態，每一幕在我眼裡都是希望。

如果沒有這場中場休息，我應該還是個天天預支健康的瘋子，感謝這一年，讓我也開始擁有新生活概念。

至胸腔外科道謝

小肺人目前恢復得不錯，也確定不用再開刀，於是姐妹倆在二〇二〇年七月胸腔內科回診時，特地去敲胸腔外科醫師診間的門，想向醫師致謝，也讓他看看小肺人現在的狀況。

外科醫師一見到姐妹倆，相當開心，站了起來表示：「其實當時開那麼多次刀，我

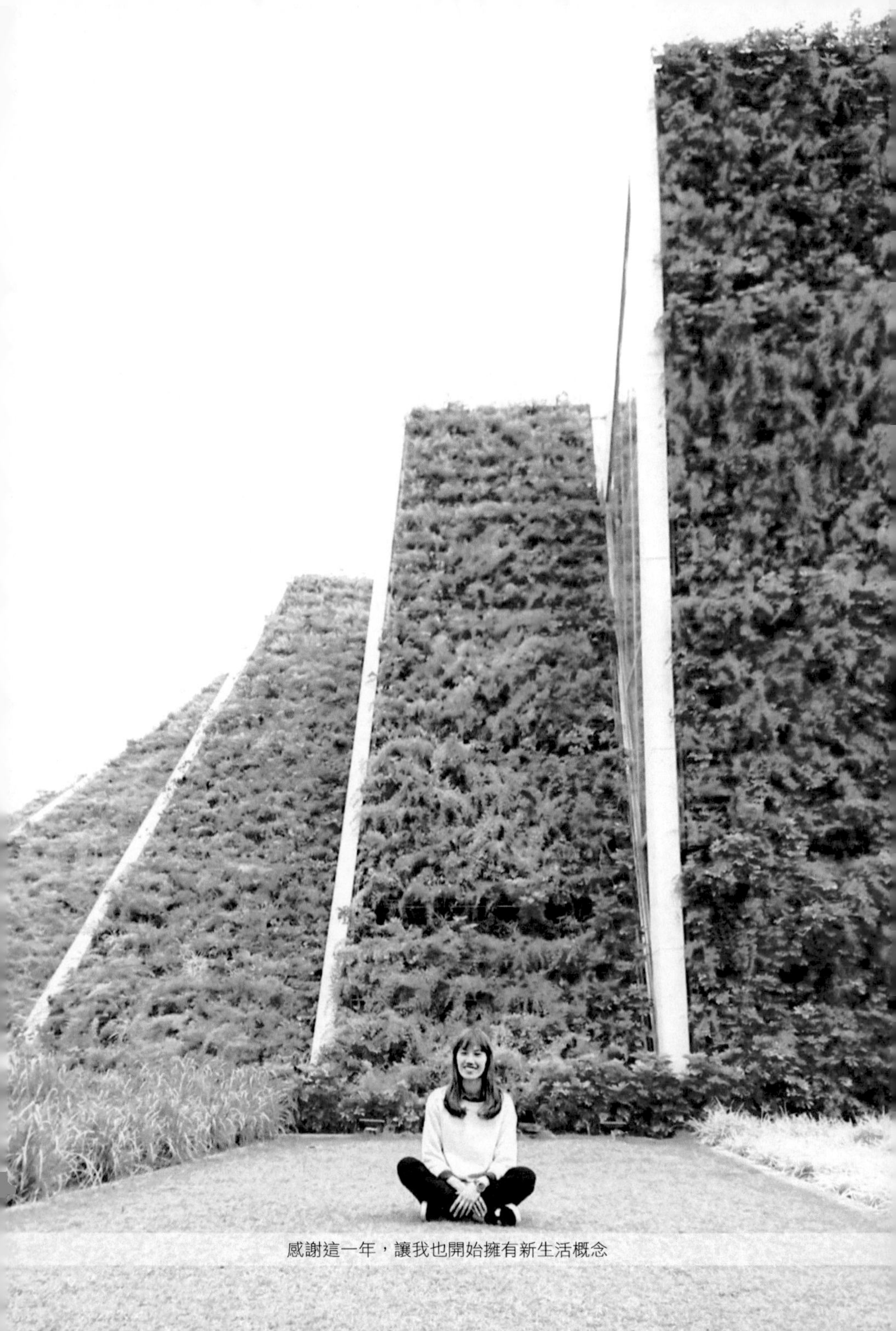

感謝這一年，讓我也開始擁有新生活概念

已經沒把握了。我和學長（胸腔內科醫師）都很頭痛，覺得妳應該撐不住。沒想到妳真的撐過來，妳的樂觀真的救了妳。」

姐妹倆向外科醫師鞠躬道謝，謝謝外科醫師的用心。離開診間，心頭很暖，姐妹倆知道小肺人能活著，真的是上帝的恩典。

小肺人的話

近期至胸腔內科回診，到了診間，我看到一個實習醫師跟診，主治醫師大概描述我的狀況，我聽到他說「NTM中手術最複雜的第一例就是這個女生」，然後，再定睛看著我，「其實，我們都以為妳活不了！真是奇蹟！」

隔了三個月再照的X光，我的肺，大概就是這樣子了！不錯啊！還有那麼一點點。

ＮＴＭ藥物療程畢業了

二〇二〇年九月二十四日這一天，小肺人完成了ＮＴＭ藥物治療的療程，代表她不用再吃藥，而那些藥物可能引起的副作用，也沒在小肺人身上發生，她的肝、腎功能都正常，真的熬過來了！

復健科畢業了

二〇二一年一月二十一日小肺人回復健門診時，醫師評估目前已經復健得很好，接下來就是靠自己平時在家練習。於

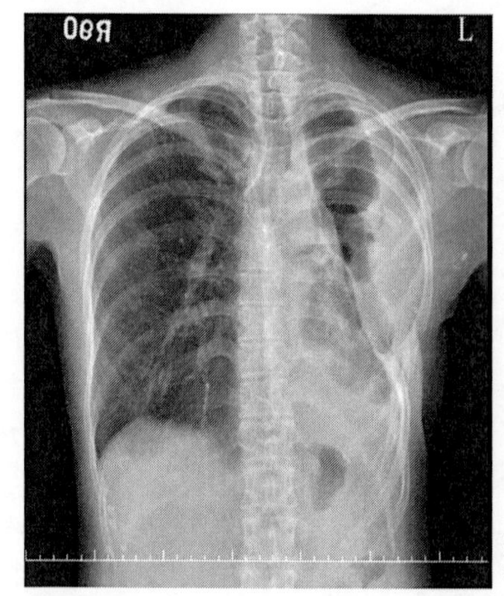

2020年的肺部X光照，小肺人還擁有著完整右半邊的肺，已經很好了

是這一天，小肺人從復健科門診畢業了。

肺功能的提升，還需長期奮鬥

二〇二〇年十月六日小肺人回醫院進行肺功能的檢測。醫師說：「正常人的肺功能是要超過百分之八十；若左肺沒功能，至少也要有百分之五十五，然而小肺人的肺功能只剩百分之四十一。醫師鼓勵小肺人平常要做一點自己體力還能負荷的運動來訓練肺功能。」聽完後小肺人的心情雖稍微被影響，不過沒有太久就平復了一些，知道這不是一朝一夕能改善的，自己就不能怠惰，得固定的運動、固定的回診檢測，把自己該留意、能做的做了，剩下的就靠著恩典活著囉！

小肺人的話

開刀後第六個月，半年扎扎實實的過去了，昨天去做了肺功能檢查，醫師說，「天啊！妳肺狀況真的不是普通不好，肺功能這件事會隨著年齡增長逐漸遞減，就算妳少了左邊的肺，理想上應該也要有55%的肺功能，但妳只有41%。」我以為我聽錯，竟是連一半都不到的趴數，錯愕之際，只緩緩問了一個問題，「低於多少要隨身戴呼吸器？」答案是：20%。

走出醫院門口，天空微微細雨，我也是，默默流下兩滴淚，我超久沒有為身體的任何不適掉過淚了，到家也就釋懷了，我還是會努力啊！前面不也都撐成這樣了，有什麼難的，我要大口大口的呼吸，享受滿滿的恩典。

雖然現在已無法像過去那樣的跳著，但是一個新生命的開始。可以活著，就值得笑著！

即便不能跳，但依舊可以笑

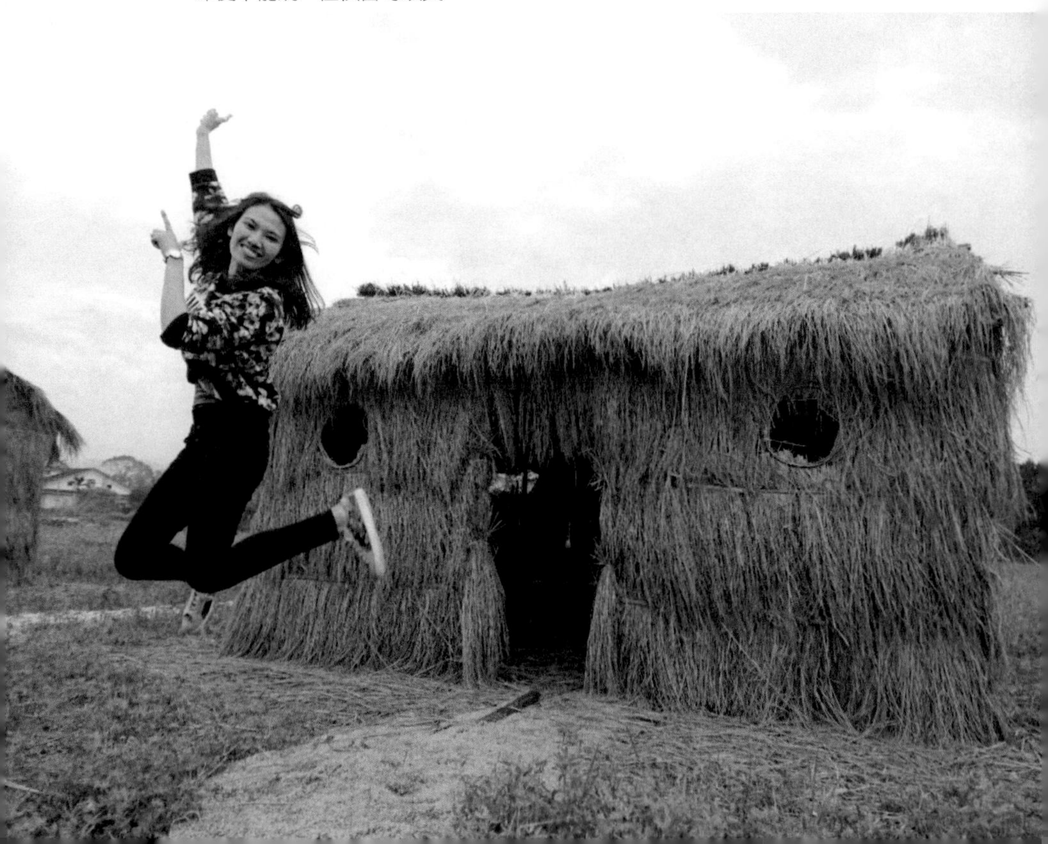

尾聲

謝謝你花了一些時間看了這本書，

和小肺人一起經歷這三年的抗戰歷程。

願我們的經歷，和你人生中的某些片段有所共鳴；

願我們的分享，讓你知道人生的低谷不會是一輩子。

不論你現在面對什麼困難挑戰，

永遠都不要忘記，

隨時可以重新調整、再出發。

只要你願意，

相信終究會找到屬於你自己的那片藍天。

或許它長得和你當初想像的不太一樣，

但它是你努力、奮鬥所得到的，

一定更藍、更美、更值得你珍藏。

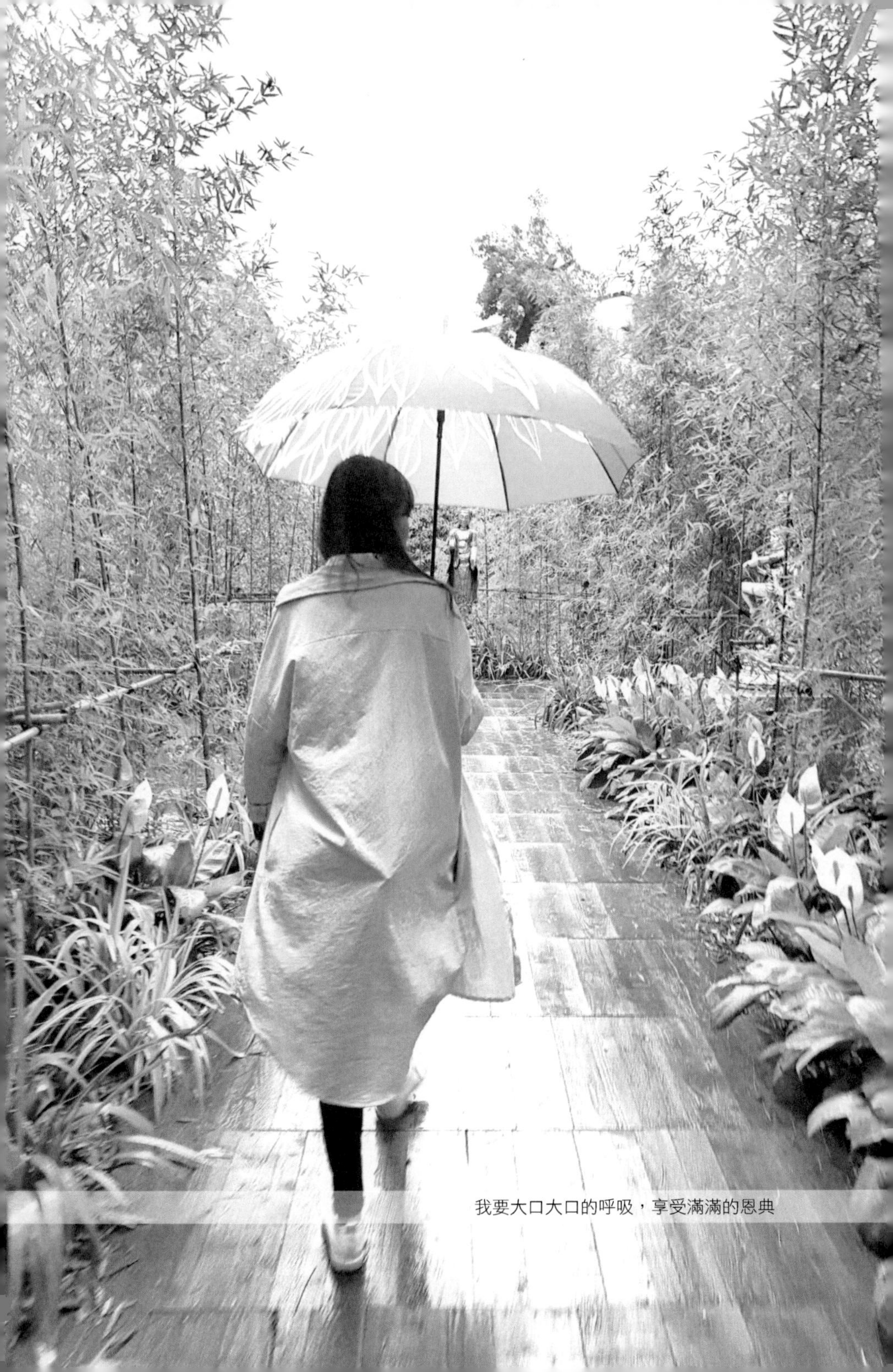

我要大口大口的呼吸，享受滿滿的恩典

番外篇　抗戰時期的漏網鏡頭

環顧四周，才發現生活並非一成不變，總是有著新奇的大小事

這一百八十三天的住院日子裡，除了分享小肺人對抗NTM細菌的心路歷程外，也想和大家分享這些日子在醫院觀察到的大小事。為了確保當事人不被辨識出來，皆化名處理。

自在過了頭，也是種困擾

這天隔壁床來了一位「很自在」的病友——阿花，她是一位隔天要開刀的媽媽。阿花一進病房話就講個不停，可以感受到她的焦慮、不安。

醫院裡，每間病房都有一個小冰箱，冰箱外會貼上使用冰箱的注意事項，以及需遵

守的規定，冰箱上層為A床使用，下層為B床使用。阿花入住沒多久，小肺人去冰箱要拿自己的食物吃，打開冰箱一看，赫然發現冰箱全塞滿了東西，這樣的擺法，完全無視冰箱的使用說明，小肺人只好在阿花的食物堆中找尋屬於自己的食物。不知道是阿花的家人太害怕她餓著，還是習慣看見冰箱裝滿食物，總之，食物真的多得有誇張。

之後，小肺人要去上廁所。打開了廁所門，對到眼的竟是一條大媽內褲，正好掛在馬桶上方。上廁所時實在蠻提心吊膽的，深怕一個不小心就被內褲套頭。這樣的自在，似乎「大方過頭」了點。

幸好隔天阿花就接到有單人房的通知，小肺人總算有了屬於自己的空間。

「睡不著」是全世界的錯

這次，小肺人隔壁床來了一位「全世界都對不起她」的病友——阿珠。她一進來就開始抱怨，看這不順眼、看那不順眼的。她最看不慣看護閒著，只要看見看護一坐下，她就要看護幫忙弄東弄西。此外，她咳嗽不停，睡不著覺，也覺得是這間醫院的醫師醫術不好。

這天，小肺人裝了抽吸器，發出了啵啵啵的聲音。小肺人聽見阿珠在跟朋友抱怨抽吸器太吵，害她不能睡，一直向醫護人員提出要換單人房的要求。只可惜那幾天的單人房是客滿的，所以無法滿足她的期待。

某天早上，小肺人去照X光回來後，仍舊按照習慣將抽吸器戴上，沒再多做確認。過不久外科醫師來查房，發現抽吸器怎麼沒動靜，請在旁陪同的護理師確認，護理師確認後發現儀器竟然被關掉了！小肺人得知後嚇一跳，因為她離開時並沒有關抽吸器，抽吸器怎麼會被關上？

之後聽阿珠看護和別人竊竊私語，隱約是小肺人去照X光時，阿珠覺得吵，要看護關掉它。不過這一切沒有證據，也只能自己多留意設備。慶幸當天空出了單人房，阿珠便搬到單人房去住。

究竟阿珠到了單人房，是不是就能如願睡好呢？其實並沒有。因為過了兩天，阿珠的看護來跟小肺人的看護說：「我不做了。」因為阿珠到了單人房，依舊睡不著。她睡不著，也不讓看護睡，讓看護真的累壞了，只好不繼續照顧，請阿珠自己想辦法囉！

被騙來開刀的妹子

這天，從加護病房回來一位妹子。她很年輕，才二十出頭，但身體長了個不小的良性腫瘤。因為是良性，便不打算處理，但媽媽總覺得難保哪天會不會起變化，於是連哄帶騙的讓妹子順利躺上了手術台。沒想到這瘤比原先知道的大，胸腔鏡已無法處理，只好開大刀。

妹子清醒時，才知道自己開了大刀。或許媽媽認為妹子年輕，應該住院幾天就能回家，但殊不知妹子術後恢復的狀況並沒有太好，有點打亂了媽媽工作的時程。

某天，妹子突然跟小肺人說：「我隔天要出院了。」小肺人很驚訝的說：「妳還沒有很穩定，怎麼就要出院？」妹子回答：「因為我媽要出國兩週，沒有人可以幫我辦出院，所以我得要在她出國前一天出院。」

見妹子一邊說，一邊流著淚，小肺人很是心疼，但也不好說什麼。

於是小肺人加了妹子的LINE，告訴妹子會為她加油打氣，妹子和小肺人道別。過了幾天，小肺人關心妹子，知道妹子好很多了，也鬆了一口氣。年輕，果然還是有差。

暖心的原住民阿姨

這次來了個原住民阿姨，她的女兒僅國中年紀大，整天陪在阿姨身邊。剛開始小肺人有些困惑，想著：「這年紀不是應該在學校嗎？怎麼整天在醫院？」而原住民阿姨也對小肺人很困惑：「怎麼這麼年輕就住院？而且每天來看她的，怎麼都是一個年輕女生（小肺人妹妹），她的父母呢？」兩人對彼此都帶有一些好奇。

於是互相開始點頭示好，漸漸有了一些交談、對話。小肺人這才知道原來阿姨是外地人，而她的女兒不愛讀書又吵著想照顧阿姨，家人索性幫女兒請了幾天假，讓她在醫院陪伴阿姨。阿姨也才知道，原來小肺人身體有個怪細菌，而世上的親人也只剩妹妹。以阿姨的年紀來說，是可以當姐妹倆的媽媽，因此對於姐妹倆這麼年輕就沒了父母也格外心疼。

阿姨開完刀復原得不錯，比小肺人早出院。出院時，她留了家裡電話和地址，告訴小肺人她家風景很棒，邀請小肺人痊癒後和妹妹到家裡來坐坐。小肺人覺得心頭超暖，更誇張的是，過一星期左右，阿姨回診時還特地來病房探視，看見小肺人還沒出院，更塞了個紅包祝她能早日康復。對於小肺人而言，這種暖心，真的有說不出的感動。

活力十足的阿嬤

這天來一位七十六歲的阿嬤。若她不自己說她的年紀，從她爽朗的笑聲、洪亮的嗓子及穩健的步伐，真的看不出來她已經七十六歲。

阿嬤雖說是要來開刀的人，但完全感受不到她的憂慮、擔心。在病房仍舊講著她的手機，聯絡什麼時候要去做什麼事。感覺一痊癒後，她的行程就已經滿檔。她還很得意的說，她平常都會去健身房運動呢！

某天，小肺人睡前去完廁所出來，到洗手台準備洗手時，發現一個杯子裡竟然裝了一排牙齒，讓小肺人嚇了一跳。仔細一看，原來是阿嬤把假牙拿下來放在洗手台上，真是服了這位阿嬤。

阿嬤順利完成手術，且住沒幾天就出院了。大笑，果然能夠治百病！

無法理解的制度

某天，妹妹到醫院時，看見茶水間外立了告示牌，也聽見一些吵吵鬧鬧的聲音。進病房時詢問小肺人發生什麼事，才得知稍早有一名病患家屬，去茶水間裝茶水時，自己不小心滑倒。病患家屬堅持是因為地板有水，才導致他跌倒，要求醫院要有相對應的彌補與賠償。因為這件事，整層樓吵吵鬧鬧，也讓護理師忙進忙出。

過了幾天，風波比較平息，小肺人探問醫院對於這類事件的處理方式，得知竟是要求照顧那床病人的護理師交報告，說明為何會發生這樣的狀況。這制度實在讓人困惑，雖然這件事很影響護理師的心情，不過護理師想息事寧人，不想將事情鬧大，小肺人也只能默默為護理師叫屈。

仍是衷心希望病人、家屬們都能體諒護理師的辛勞，沒人想生病住院，但並不代表住了院就是老大啊！

可愛的氣胸妹妹

這一晚來了位二十出頭的氣胸妹妹，聽說是從別的醫院轉來的。氣胸妹妹很怕痛，所以一進來就一直聽見她在哭、在喊痛，尤其是護理師幫她打抗生素時，更是叫到不行。

小肺人看這樣也太辛苦，就跟氣胸妹妹說：「打抗生素本來就會比較痛，妳可以請護理師推慢一點，這樣就比較不會痛。」氣胸妹妹的媽媽看見小肺人這樣關心自己女兒，又看小肺人這樣年輕，對於小肺人為何住院，有了一絲絲的好奇。小肺人將自己的故事跟媽媽分享，媽媽眼裡充滿不捨與敬佩。

過了幾天，氣胸妹妹可以出院了。小肺人恭喜她，氣胸妹妹很貼心的寫了張卡片，謝謝小肺人的溫暖給了她一些力量，也鼓勵小肺人要繼續的奮鬥下去。

你不孤單

小肺人進行完開窗手術的沒幾天，好奇的詢問護理師，這層樓有沒有進行同樣手術的病人？護理師就說了大良的故事。

大良的傷口是開在腹部，約小肺人的三倍大。之前住院清創了一年多，因為大良太想回家了，就請外傭學習如何清創。近期因為傷口可以縫合又再次住院，封了洞，住在加護病房兩週才到普通病房，目前還無法下床。只是大良忍痛度沒有過去高，心理素質也變差，對於未來相當沮喪。

大良的例子很激勵小肺人，她相信自己可以等到傷口縫合的那一天，然而她也很想鼓勵大良。於是小肺人寫了張卡片，詢問護理師可否協助轉交。護理師謝謝小肺人的熱心，將卡片轉交給大良後，大良表示自己現在無法下床親自來表達謝意，但請護理師務必向小肺人轉達感謝。

直到小肺人出院時，她和大良都沒見過面。雖然彼此不認識，但卻能讓溫暖這樣流動著，真是一件很美的事。

醫院的教學媒材

小肺人帶著傷口出院，有幾天因為妹妹無法來換藥，她就到鄰近的醫院換藥。醫師看見小肺人的傷口，非常興奮，表示現在已經很少看見這種傷口及這種開刀方式，詢問小肺人可否同意醫師拍照，供教學使用？小肺人覺得這沒什麼，於是就同意醫師拍照。

隔天，小肺人再次掛門診換藥。這次是不同的醫師，醫師打開傷口一看，驚呼的說：「原來這個傷口的主人是妳啊！這個傷口照片有在我們的醫師群組中出現，是個可以放在教科書和教學研究中的題材。」此外，醫師還補充詢問：「那妳知道妳的肺可能不會脹了嗎？」小肺人回答：「我知道，不過最難過的關已經過了。我現在可以好好的呼吸、生活，所以不用太擔心。」

其實小肺人只是想去換個藥，沒想到自己的傷口竟然這樣成為焦點，也不知道是該哭還是該笑。

疫情下的影響

大邱是位四、五十歲身形壯碩的男子，他因為中風住院。這不是第一次，卻是最嚴重的一次，目前差不多已經癱瘓。家裡沒有其他人，只有母子倆相依為命，能來照顧他的就是他母親。

護理師很心疼母親，看見瘦小的母親，每每翻動大邱時，都相當吃力，因此鼓勵她申請一些社會福利，但她總是說：「等大邱好一點再說。」依舊沒日沒夜的在病房守著大邱。不知道的人，都以為母親不願假他人之手，或是怕被貼標籤等等。但其實母親不是不願意去辦，而是她知道她若離開，是麻煩了護理人員，現在又是疫情嚴峻期間，實在不好開口請朋友到醫院幫忙。

家中過去只靠大邱在賺錢，現在大邱倒下了，所剩的錢只能省著花。姐妹倆隔著病房，聽見大邱母親和護理師解釋著家中的狀況，覺得很心疼。這真的是個難題，也只能默默的為他們禱告。

過幾天一早，聽見母親跟護理師說：「今天我的朋友會來幫忙照顧，我可以去申請福利補助。」這個難題總算有個解套方式。

不知忌口的阿伯

這次來了位因手術需要臥床的阿伯。阿伯本身患有糖尿病，在飲食上需要相當節制。但手術後，阿伯躺不住，常常覺得床很不舒服。一下子要求他太太幫他上升；一下子又要下降。只要阿伯醒著，始終嘮叨個不停。

到了下午，阿伯會看著手機的圖片，或身邊一些食物的傳單，對太太嘴饞的說：「那個蛋糕看起來好像很好吃。」太太總是回應：「你不用想了，你不能吃。」每天下午總是重覆這樣的對話。

過了幾天，太太去上班，兒女偶爾會來看阿伯。阿伯看兒女比較好說話，就吵著要吃零食，且再三保證他的身體是可以吃一點點的，不會影響血糖，也不要讓太太知道。

兒女拗不過他，就幫他買一點點餅乾。只聽見阿伯很愉悅的撕開包裝，大口大口的吃，聲音非常清脆響亮，不一會兒就吃完了，想必他內心一定很滿足。

晚上，阿伯的太太來時，問阿伯下午是不是有偷吃東西。阿伯總是回答：「沒有，妳說我不能吃，我什麼都沒有吃啊！」小肺人則在簾子的一頭笑著，心裡想：「阿伯，你明明吃得很大聲還說沒有，這樣不行喔！」

謝謝您的閱讀

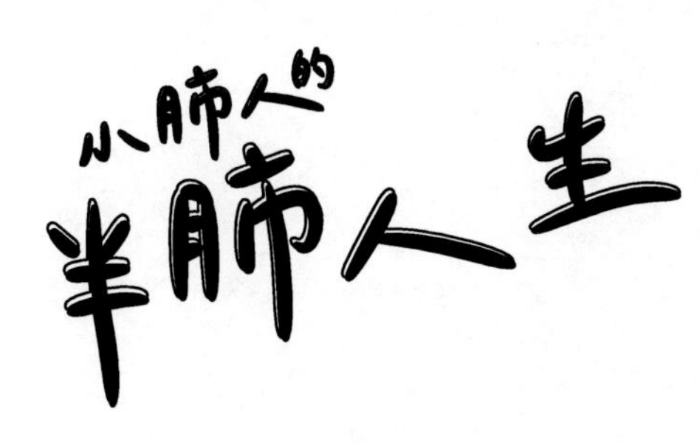

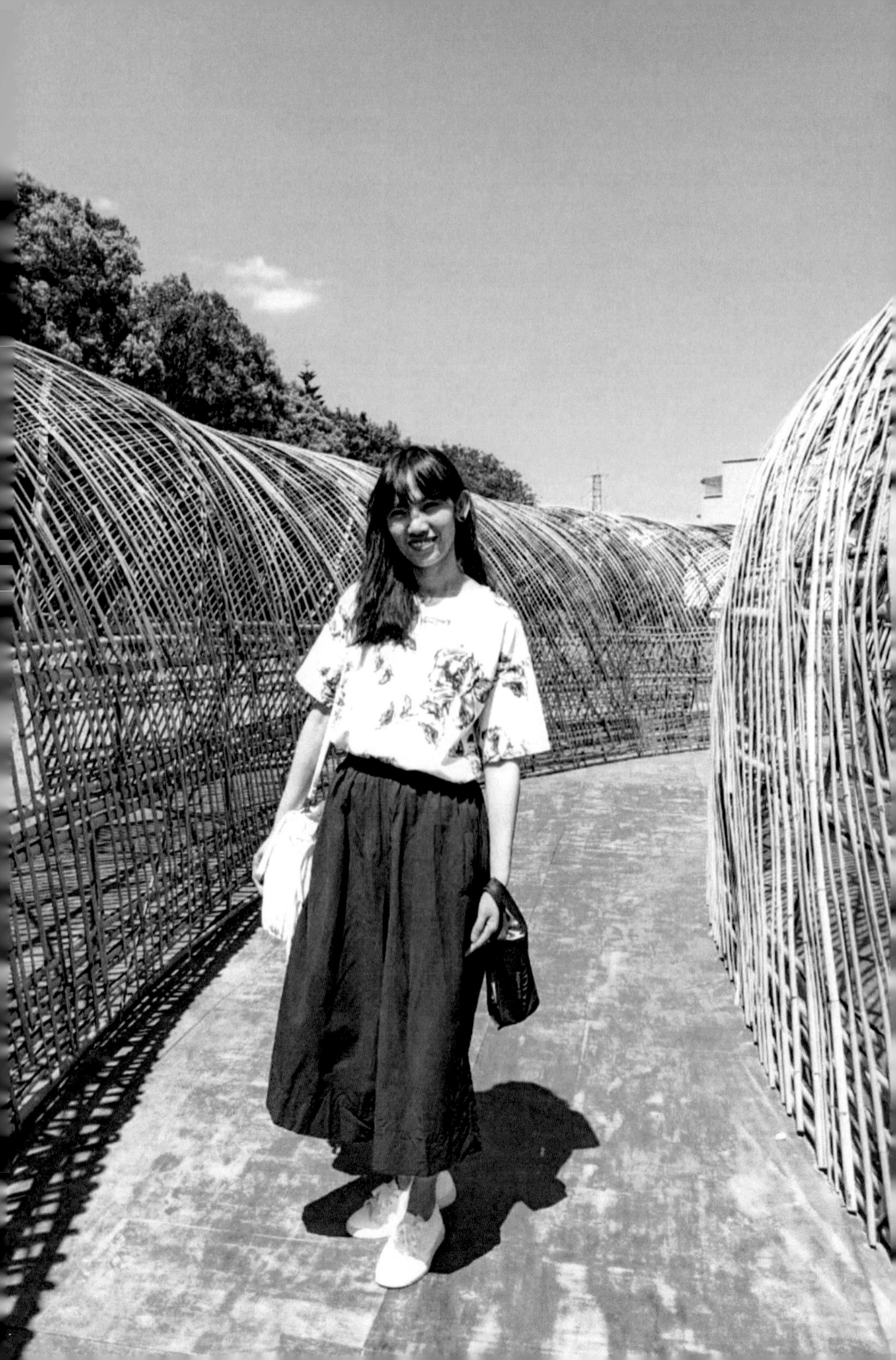

釀生活35　PE0191

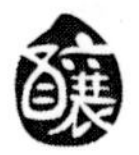

小肺人的半肺人生：

341天戰勝罕病NTM，重新奪回呼吸的自由！

作　　者　謝子瑩／口述；謝子瓔／文字
責任編輯　姚芳慈
圖文排版　黃莉珊
封面設計　王嵩賀

出版策劃　釀出版
製作發行　秀威資訊科技股份有限公司
114 台北市內湖區瑞光路76巷65號1樓
電話：+886-2-2796-3638　傳真：+886-2-2796-1377
服務信箱：service@showwe.com.tw
http://www.showwe.com.tw
郵政劃撥　19563868　戶名：秀威資訊科技股份有限公司
展售門市　國家書店【松江門市】
104 台北市中山區松江路209號1樓
電話：+886-2-2518-0207　傳真：+886-2-2518-0778
網路訂購　秀威網路書店：https://store.showwe.tw
國家網路書店：https://www.govbooks.com.tw
法律顧問　毛國樑　律師
總 經 銷　聯合發行股份有限公司
231新北市新店區寶橋路235巷6弄6號4F
電話：+886-2-2917-8022　傳真：+886-2-2915-6275

出版日期　2021年10月　BOD一版
定　　價　320元

國家圖書館出版品預行編目

小肺人的半肺人生：341天戰勝罕病NTM, 重新奪回呼吸的自由! / 謝子瑩口述；謝子瓔文字. --
一版. -- 臺北市：釀出版, 2021.10
面； 公分. -- (釀生活；35)
BOD版
ISBN 978-986-445-472-3（平裝）
1.肺臟疾病 2.結核病 3.通俗作品

415.46　　110008177